HEIKE GADE

ICH BIN – ICH WAR – ICH WERDE

HEIKE GADE

ICH BIN
ICH WAR
ICH WERDE

Heilung durch Gespräche mit Seelen aus vergangenen Leben

Ansata

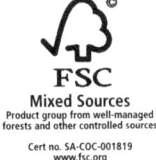

FSC
Mixed Sources
Product group from well-managed
forests and other controlled sources
Cert no. SA-COC-001819
www.fsc.org
© 1996 Forest Stewardship Council

Verlagsgruppe Random House FSC-DEU-0100
Das für dieses Buch verwendete
FSC-zertifizierte Papier *EOS*
liefert Salzer, St. Pölten.

Ansata Verlag
Ansata ist ein Verlag der Verlagsgruppe Random House GmbH

ISBN 978-3-7787-7378-9

Erste Auflage 2010
Copyright © 2010 by Ansata Verlag, München,
in der Verlagsgruppe Random House GmbH
Alle Rechte sind vorbehalten. Printed in the Czech Republic.
Redaktion: Cornell Meier-Scupin
Herstellung: Helga Schörnig
Einbandgestaltung: Reinert und Partner, München,
unter Verwendung eines Motivs von Shutterstock
Gesetzt aus der Souvenir von Leingärtner, Nabburg
Druck und Bindung: CPI Moravia Books s.r.o., Pohořelice

*Ich widme dieses Buch mit Freude
und in Dankbarkeit dem Volltrance-Medium
Erika Schulz*

Danke für dein großes Vertrauen, liebe Erika.
Weiterhin viel Licht und Liebe wünscht dir
deine Freundin Heike

Inhalt

Wie alles anfing …

… begonnen hat es mit dem Sterben meiner Mutter.

Auf meinen Hinweis, dass sie sich drei Tage nach einer Knieoperation (mit Vollnarkose) ziemlich verwirrt zeigte und nicht »normal« verhielte, beschwichtigten Ärzte und Krankenschwestern: »Das wird wieder.«

Aber es wurde nicht; mehr und mehr verlor meine Mutter ihre Persönlichkeit. Dreieinhalb Jahre dauerte ihr allmähliches Abschiednehmen von der Welt, von ihrem Körper. Während dieser Zeit traf mich das gesamte Gefühlschaos, das Angehörige durchleben, die sich vorher mit dem Krankheitsbild von Alzheimer bzw. Altersdemenz nicht sonderlich beschäftigt haben (»Das trifft andere«, denkt man, »aber doch nicht uns, nicht mich!«) und nun plötzlich gezwungen sind, sich damit auseinanderzusetzen: Erschrockenheit, Unverständnis, Entsetzen, Mitleid, Trauer, Hilflosigkeit, auch Ungeduld und Wut wechseln sich ab und brachten auch mich damals ziemlich durcheinander.

Am 5. Januar 1997 ging Mutter dann, still und ohne Kampf. Ich habe die Worte noch im Ohr, mit denen ich sie tröstend bat, doch loszulassen, alles würde schön werden, versprach ich ihr, und Papa würde in der geistigen Welt schon auf sie warten, ebenso auch ihre Schwester

Anna. Dort im Himmel sei alles warm, hell und wunderschön: »Mutti, lass doch los und geh ins Licht!«

Ich war über die Worte, die mir in diesem Moment – von wem auch immer – eingegeben wurden und die ich so selbstverständlich aussprach, zunächst selbst überrascht, aber zugleich auch sehr bewegt. Und ich war mir ganz sicher, dass sie stimmten, und tatsächlich: Nachdem meine Mutter die Augen noch einmal weit geöffnet hatte, so, als sähe sie alles … als erblickte sie den Himmel, staunend und dann leicht lächelnd, ging sie.

Wir beerdigten Muttis Körper neben Vater, der bereits vier Jahre vor ihr gegangen war. Im Nachhinein stellte ich mir noch oft die Frage, wie ich beide Eltern in ihrer letzten Zeit besser hätte begleiten und aufs Sterben vorbereiten können.

Da las ich zufällig in der Zeitung von einem Lehrgang, den ein Hospizverein anbot. Um bei einem nächsten Sterbefall – und natürlich auch für mich selbst – besser »gewappnet« zu sein, ließ ich mich dort zur Trauer- und Sterbebegleiterin ausbilden. Es war eine sehr vielseitige Ausbildung, die beinahe zwei Jahre dauerte; während dieser Zeit stand uns Teilnehmern auch ein reichhaltiges Angebot an Literatur zum Thema »Tod und Sterben« zur Verfügung. Die Bücher der Sterbeforscherin Elisabeth Kübler-Ross waren es, die mich am stärksten berührten; vor allem das kleine Büchlein *Über den Tod und das Leben danach* eroberte mein Herz auf Anhieb und erweiterte meinen Geist.

Der Gedanke an die Möglichkeit eines Lebens nach

dem Leben, eines Weiterlebens unserer Seele nach dem körperlichen Tod, ließ mich nun nicht mehr los. Alles erschien mir (meiner Seele) vertraut und war doch für meinen Verstand völlig neu. Die Themen »Leben nach dem Tod« und »Wiedergeburt« waren mir in meinem bisherigen Leben nicht so wichtig erschienen, als dass ich mich näher mit ihnen beschäftigt hätte. Eher schob ich diese Thematik in den Verantwortungs- und Zuständigkeitsbereich östlicher Weisheitslehrer und westlicher Esoterikfreaks.

Nun aber war alles plötzlich ganz anders: Ich verschlang eine Menge Literatur über Nahtoderlebnisse, Reinkarnationstherapien, Seelenwanderung, Buddhismus, Geistwesen, Engel, Geistführer und vieles mehr. Ich las und las … darunter Bücher von Elisabeth Kübler-Ross, Raymond A. Moody, Robert A. Monroe, Sylvia Browne, Thorwald Dethlefsen, James Van Praagh, Edgar Cayce, Diana Cooper, Ronald Zürrer und Ian Stevenson. Vieles erschien mir auf einmal ganz selbstverständlich; ich spürte eine große Erleichterung in Bezug auf den Gedanken ans Sterben und begann daran zu arbeiten, meiner Seele Wachstum und Stärkung zu ermöglichen, stellte die Sinnfrage ganz neu und nahm zum ersten Mal – sehr vorsichtig – die Worte »spirituelle Entwicklung« in den Mund.

Eines Tages lud mich eine liebe Freundin (die ich wiederum zufällig bei einer Bahnfahrt kennengelernt hatte) ein, sie zu einem Treffen von Heilern zu begleiten, bei dem unter anderem Rückführungen in vergangene Leben über ein Volltrance-Medium gezeigt werden sollten. Nein, das ging mir dann aber doch zu weit! Ich (mein Ego) reagierte sofort ablehnend: Auf solchen Hokuspokus wollte ich nun wirklich nicht hereinfallen! Vorsicht war geboten: Ich hatte Angst vor Manipulation, vor Spiritismus und Hexerei, vor – ja, wovor eigentlich wirklich? Ich glaube, ich traute mir selbst nicht so recht!

Meine Freundin indes schwärmte von den wunderbaren Erkenntnissen, die ihr durch eine solche Rückführung offenbart worden waren, und versuchte es bei mir immer wieder: »Schau es dir doch nur mal an! Du musst da nichts sagen, nichts machen, vor allem nichts mit dir machen lassen, und wenn du meinst, du möchtest lieber wieder gehen, dann kannst du das.« Irgendwann war mein Inneres bereit, sodass ich mir zutraute, die Sache für mich ohne Risiko für Geist und Seele anzuschauen, ein bisschen tat ich es auch meiner Freundin zuliebe …

Wir trafen an einem Samstagnachmittag zum Kaffeetrinken ein. Man saß gemütlich am Tisch, plauderte ganz »normal« über Alltägliches, und nach einer Weile fragte mich die Leiterin des Teams, inwieweit ich mit dem Thema »Wiedergeburt und Rückführung« vertraut sei. Ich weiß noch, dass ich spontan etwas ängstlich mit den Händen abwehrte und sagte: »Überhaupt nicht, ich bin diesbezüglich völlig unbedarft und möchte heute auch nur mal zuschauen.«

Mein Herz klopfte – aber ich hatte ja tief innen beschlossen, mich auf nichts einzulassen! Die Leiterin nickte freundlich und wünschte mir beim Zuschauen viel Freude, nichts sonst. Ich entspannte mich.

Alle gingen dann gemeinsam in einen kleinen Andachtsraum, der mit Kerzen, Blumen und vielen Heilsteinen geschmückt war, und beteten: »Vater und Mutter Gott, die ihr seid in allem und wir sein dürfen von euch …« Gedankenfetzen jagten mir durch den Kopf: »Also *doch* eine Sekte!«, »Vielleicht ganz fanatisch?«, »Heike, bleib bloß wachsam!«, redete ich mir immer wieder selbst gut zu.

Aber nichts Spektakuläres passierte: Es wurde für die Arbeit mit dem Medium Erika gedankt (die hatte ich bisher nur vorsichtig aus den Augenwinkeln beobachtet), dann begaben sich alle in einen großen Meditationsraum. Dort erlebte ich also eine erste Rückführung, während der mir so viele skeptische Gedanken durch den Kopf gingen, dass ich sie gar nicht mehr alle benennen kann. An einige erinnere ich mich dennoch: »Die Erika tut bestimmt nur so, als ob sie weg sei«, »Volltrance – was soll das schon sein?!«, »die haben sich vorher alle abgesprochen, welche ›Geschichte‹ jeweils ›dran‹ ist …«, »vielleicht wird das Medium von der Leiterin ja auch hypnotisiert oder manipuliert …«, »Erika kann doch nie und nimmer mit Engeln und Geistwesen reden, wo gibt's denn so was?!«, »Fantasie hat das Medium ja, das muss man ihm lassen … na ja, aber sonst … ich weiß nicht, und nach dem ›Aufwachen‹ weiß Erika angeblich nichts von allem, was durch sie gesagt wurde, guckt nur erstaunt um sich und reibt sich die Augen … seltsam! Aber schauspielern kann sie gut, wirklich!«

Mein Kopf schwirrte, meine Seele, ja, wo war meine Seele? Die hatte sich so gut versteckt, so weit verkrochen – wahrscheinlich um nicht verletzt zu werden –, dass sie natürlich überhaupt nicht berührt werden und in Schwingung geraten konnte durch das, was ich da sah und miterlebte.

Ich begleitete meine Freundin noch einige weitere Male, immer beobachtend und wachsam. Aber ich spürte nach und nach, wie ich allmählich lockerer wurde, auch erkannte ich ja, mir passiert nichts Schlimmes und vor allem will mir wirklich niemand etwas tun. Ich wurde in keiner Weise gedrängt noch bedrängt, das hat mir damals sehr gut gefallen.

Inzwischen musste ich einsehen, dass Erika die zahlreichen verschiedenen Lebensgeschichten der Menschenseelen tatsächlich nicht alle erfinden konnte; auch unterhielt ich mich am Kaffeetisch hin und wieder mit ihr – einer sympathischen und völlig normalen Frau! Von Mal zu Mal wurde ich gelöster und freute mich jede Woche auf diese ganz besondere Arbeit mit dem Volltrance-Medium. Und eines Samstags, mitten in einer Rückführung (ich weiß nicht einmal mehr deren Inhalt), ließ meine Seele sich anrühren und sowohl mein Kopf als auch mein Herz sagten vertrauensvoll Ja zu dieser wundervollen Arbeit.

Die *siebte* Rückführung, zu der ich fuhr, wurde meine eigene. Zwar war ich aufgeregt, was wohl von mir aus einem anderen Leben ans Tageslicht käme, aber alles war gut, weil – wie ich später erkannte – die geistige Welt genau das auswählt, was für den jeweiligen Klienten »dran« und damit zu verkraften und zu verarbeiten ist. So ließ ich mich trotz Aufregung vertrauensvoll auf meine erste Rückführung in ein anderes Leben ein.

Es folgten im Laufe der Zeit noch weitere Rückführungen, die mir immer tiefere Einsichten schenkten in mein Wesen mit seinen Licht- und Schattenseiten, sodass ich mich selbst sowie meine Mitmenschen immer besser verstehen lernte. Die Erkenntnis, dass *jeder von uns alles ist,* also auch die verschiedenen Aspekte anderer Wesen und Mitmenschen, machte mich sehr viel duldsamer im Umgang mit mir selbst und mit meiner Umwelt. Gerade das Erkennen und Erleben von Licht- *und* Schattenseiten der Seele in den Rückführungen zeigten mir deutlich beide Pole (Yin und Yang, hell und dunkel, positiv und negativ), die in mir sind, und dass der eine ohne den anderen nicht existiert und nicht wirksam erlebt werden kann. Betroffen musste ich erkennen, dass wir in unserem Denken und Handeln nicht nur immer Opfer sind, wie wir oft meinen, sondern gleichermaßen auch Täter, denn: Alles auf der Welt birgt Dualität!

Die größte Freude aber löste es in mir aus, als ich begriff, dass ich an allem Sein mitwirke und mitwebe durch die Energie meiner Gedanken, Worte und Handlungen. Achtsamkeit definierte sich für mich von nun an völlig neu, und vieles in meinem Leben hat sich seither verändert und entwickelt: Meine Ehe wurde offener und freudiger, das Loslassen von Dingen, von Verhaltensmustern und auch von Personen trat an die Stelle von Festhalten. Ich warf Ballast ab, »entrümpelte« meine Wohnung und mein Inneres. Eine gewisse Demut, größere Bescheidenheit, mehr Einfachheit und damit Freiheit kamen in meinen Alltag. Alles wurde durchlässiger und fließender. Ich erfuhr eine Horizonterweiterung durch das Anerkennen dessen, was ist, und durch das Suchen und Finden nach dem, was wirkt, damit Liebe gelingt.

Meine Lebensenergie fließt, und ich sehe mein Dasein längst nicht mehr als ein Problem an, welches es zu lösen gilt, sondern als eine zu erfahrende interessante und vielseitige Wirklichkeit. Ich habe mich erkannt in einer Weise, dass eine Tür gleichsam von innen aufgegangen ist.

Mehr als ein Zufall ...

... waren für mich die Begegnung und die sich anschließende Freundschaft mit eben der Frau, deren mediale Fähigkeiten – damals wie heute – etwas ganz Besonderes darstellen.

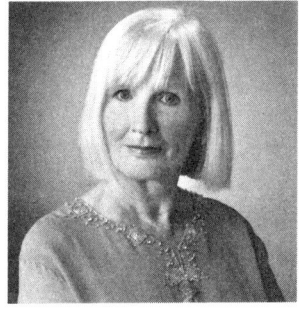

Erika Schulz

Erika Schulz ist so normal wie du und ich, hat jedoch eine außergewöhnliche Begabung: Erika besitzt die Fähigkeit, im Zustand der Volltrance* – welchen sie innerhalb von Sekunden erreicht – ihren Körper mit all seinen Funktionen der Seele oder dem Seelenteil eines Menschen zur Verfügung zu stellen, indem

---

* Volltrance – der Übergang und das vorübergehende Verharren in einem schlafähnlichen Zustand mit einer erhöhten Empfänglichkeit für paranormale Phänomene

sie dessen Hand auf eine ganz bestimmte Weise um-
fasst.

Die Seele, die sich in Erika einfindet, teilt sich dann entsprechend der Gestik, Mimik und Stimme des Mediums mit, sodass ich – als Erikas Begleiterin – mit ihr sprechen kann. Wir erfahren von den Lebensumständen aus einem vergangenen Leben, die Todesursache wird uns mitgeteilt und auch wie der Übergang der Seele ins Jenseits geschah.

Danach kann ich (und jeder, der bei einer solchen Sitzung anwesend ist) mithören und quasi miterleben, was mit der Seele im Himmel passiert bzw. was ihr begegnet; und vielleicht ist dies dem ähnlich, was uns alle erwartet, nachdem wir eines Tages gestorben sind. Während der Sitzungen sehen, hören und erfahren wir immer wieder sehr eindeutig und klar, dass – wenn wir sterben – unsere Seele den toten Körper verlässt, geistig aber weiterlebt, und dies oft freudig, meist frei und durchaus glücklich.

Erika, die inzwischen meine beste Freundin geworden ist und die ich während ihrer Trancearbeit seit etwa neun Jahren begleite, hat weder langwierige noch kostspielige Ausbildungen machen müssen, um ihre besondere mediale Fähigkeit zu entwickeln. Sie erhielt diese außergewöhnliche Gabe sozusagen als ein Gottesgeschenk nach einer schweren Krankheit: Aus einem viertägigen Koma wieder erwachend hatte sich alles um sie herum und in ihr selbst verändert.

»Ich war wie neugeboren, ein ganz neuer Mensch«, sagt Erika heute noch rückblickend und erfüllt seitdem den Auftrag, den ihr der Himmel damals gab, nämlich noch einmal ins Leben zurückzukehren, um mit ihrem besonderen Geschenk der Medialität Menschen zu helfen, sie zu heilen und uns allen wichtige *Ein-Sichten* über die Wege der Seelen im Jenseits zu vermitteln.

Ich danke an dieser Stelle ganz besonders Erika, aber auch all den Menschen, die mir die Erlaubnis gaben, ihre Geschichte beziehungsweise Teile ihrer Seelenführungen zu veröffentlichen, um dadurch möglichst vielen Mitmenschen Trost, Hilfe und Ermutigung zukommen zu lassen.

Die Identität der Einzelnen ist dadurch geschützt, dass ich ihre Namen geändert habe.

Die gewonnenen Erkenntnisse aus dieser außergewöhnlichen spirituellen Arbeit können und mögen helfen, die Angst vor Tod und Sterben zu verlieren und – durch das Kennenlernen von Gefühlen und Ereignissen in der geistigen Welt – vielleicht sogar eine gewisse Vorfreude auf das Jenseits zu wecken.

Darüber hinaus danke ich den vielen Ärzten, Heilern und Engeln in der geistigen Welt, die unermüdlich mithelfen und uns zur Seite stehen, sodass die heilsame Arbeit auf diese ganz besondere und wunderbare Art und Weise möglich ist und – so hoffen wir – noch lange Zeit möglich sein wird.

Über Wiedergeburt und Reinkarnationstherapien

Der Begriff *Reinkarnation* (Wiederverkörperung) steht für die Vorstellung, dass eine Seele sich nach dem körperlichen Tod eines Wesens erneut in einem anderen Körper manifestiert. Dieser Vorgang wird auch als *Seelenwanderung* oder *Wiedergeburt* bezeichnet. Ronald Zürrer definiert den Begriff wie folgt: »Reinkarnation ist die fortgesetzte Wanderung der spirituellen Seele gemeinsam mit ihrem feinstofflichen Körper von einem grobstofflichen Körper zum nächsten, und zwar gemäß ihrem individuellen Karma.«[*]

Die Reinkarnationslehren der westlichen Welt berufen sich zumeist auf östliche Religionen, vor allem auf den Buddhismus und den Hinduismus, die beide seit etwa 2700 Jahren an Reinkarnation glauben. Die Vorstellung von der Seelenwanderung gilt jedoch als eine der ältesten und verbreitetsten Überzeugungen der Menschheitsgeschichte überhaupt und wurde im Laufe der Jahrhunderte und Jahrtausende als Geisteshaltung auch in die abendländische Kultur aufgenommen.

Im neuzeitlichen Europa tauchte der Begriff der Reinkarnation im Zusammenhang mit der Geist- und Jen-

---

[*] Ronald Zürrer: *Reinkarnation*, Govinda, Jestetten 2005

seitsforschung erstmals bei Allan Kardec (1804–1869), einem französischen Arzt und Spiritisten, auf.* Auch die Theosophische Gesellschaft (Mitbegründerin Helena Petrovna Blavatsky) und die Anthroposophen um Rudolf Steiner integrierten im 19. Jahrhundert den Reinkarnationsgedanken in ihr Weltbild; in den USA erregte der »Fall Bridey Murphy« damals außerordentliches Aufsehen und trug den Reinkarnationsgedanken in alle Welt.

Im 20. Jahrhundert war es der renommierte Parapsychologe Ian Stevenson mit seinen Untersuchungen und Hypothesen, der die empirische Reinkarnationsforschung wesentlich vorantrieb.

Im deutschsprachigen Raum gelten noch heute der Münchner Diplompsychologe Thorwald Dethlefsen (*1946) und der Reinkarnationstherapeut Ruediger Dahlke (*1951) als bedeutende Reinkarnationsforscher und Hypnosetherapeuten. In seinem ersten Buch, *Das Leben nach dem Leben: Gespräche mit Wiedergeborenen,* trägt Dethlefsen zahlreiche Rückführungsprotokolle von Sitzungen zusammen, in denen seine Klienten unter geführter Hypnose regressiv die eigene Geburt und, oft noch weiter zurückgehend, ihr gesamtes voriges Leben erfahren konnten. Aus dieser Arbeit entwickelte sich später die sogenannte Regressions- oder Rückführungstherapie.

Neben jener Form der hypnotisch geführten Rückführungen sind heute vorwiegend die körperlich orientierte Atemtechnik beim »Rebirthing« von Leonard Orr und –

* Allan Kardec: *Das Buch der Geister*, Schirner, Darmstadt 2004

24

als nicht hypnotische Methode – die durch geführte Visualisierung angestrebte »Time-lapping Technique« von Bryan Jameison und Jan Erik Sigdell bekannt.

Rückführungen, bei denen der Patient nicht selbst durch irgendeine Technik in eines seiner vergangenen Leben zurückgeführt wird, sondern bei vollem Bewusstsein sowohl zum Zuhörer als auch zum Zuschauer eines oder mehrerer seiner vergangenen Leben werden kann, kenne ich bisher nur in der Weise, die ich in diesem Buch beschreibe, nämlich durch die Seelenführungsarbeit mit dem Volltrance-Medium Erika.

Neben dem guten und sehr differenzierten Konzept, das der Therapie immanent ist, sei erwähnt, dass zwar zum Gelingen der Heilarbeit das Zusammenspiel von Medium und Begleitung sowie deren sensible Führungsarbeit eine wesentliche Rolle spielen, letztlich aber der Klient selbst es ist, der unter anderem durch Achtsamkeit, Reflexion, Gebet, Loslassen, Verzeihen, Suchen, Fragen, Entscheiden seinen eigenen Heilungsprozess und sein inneres Wachstum fördern und beeinflussen kann und – gemäß seiner spirituellen Bewusstseinsstufe – zur erwünschten Persönlichkeitsreifung gelangt.

Seit ich mich intensiver mit der Thematik der Reinkarnation und Seelenwanderung beschäftige – und hier möchte ich mich den Worten Ronald Zürrers anschließen – »haben sich meine Weltsicht, mein Selbstverständnis, der Umgang mit meinen Mitmenschen und mit der Natur sowie auch meine privaten, gesellschaftlichen, beruflichen und religiösen Ziele grundlegend verändert und geklärt: Alles ergibt mehr Sinn, ich kann mit allem in Liebe und Geduld einverstanden sein, ohne dabei zu vergessen, dass ich selbst es bin, der mein gegenwärtiges und zukünftiges Schicksal verantwortungsbewusst (mit-)gestalten soll.«[*]

[*] Ronald Zürrer: *Reinkarnation*, a. a. O.

Rückführungsarbeit mit dem Medium Erika

»Es überrascht mich immer wieder, wie erstaunt viele Menschen sind, wenn ich ihnen nicht – wie von ihnen offenbar erwartet – mit verklärtem Blick und wallendem Gewand entgegentrete. Eine leichte Enttäuschung schwingt mit, wenn sie mich begrüßen: ›Ach, *Sie* sind das Medium …?‹

Mir ist es wichtig, dass die Leute sehen und erleben, dass auch ich ein ganz normaler Mensch bin, wohl mit einer besonderen Gabe, ja, sozusagen einem Geschenk des Himmels, aber sonst wirklich eine völlig normale Frau.«[*]

Zur Person Erika Schulz

Erika Schulz wurde am 14. März 1941 in Lieschau in der Nähe von Tilsit in Ostpreußen geboren. Sie wuchs als viertes Kind von insgesamt fünf Geschwistern auf. An ihren Vater, der 1944 im Krieg fiel, kann sie sich kaum erinnern. Die Mutter, eine gelernte Köchin, musste ihre fünf Kinder allein großziehen.

[*] Zitat aus einem Gespräch mit Erika Schulz im August 2000

Wie viele damals floh die Familie kurz vor Kriegsende im Jahr 1945. Sie gelangte von Tilsit über Lindau am Bodensee in einen kleinen Ort bei Hannover. Dort verbrachte Erika ihre Kindheit bis zum Abschluss ihrer Schulzeit im Jahr 1956.

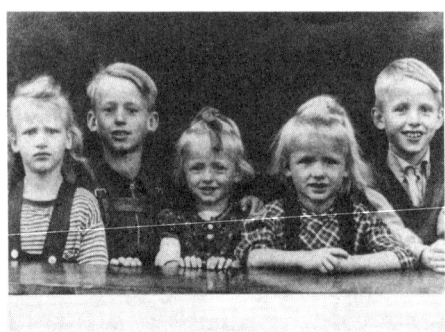

Erika Schulz, 2. von rechts, mit ihren Geschwistern

Ab Mitte 1956 begann sie in Hannover eine Ausbildung im Hotelgewerbe. Nach ihrer Lehrzeit arbeitete sie viele Jahre lang in unterschiedlichen Hotels und Gaststätten. Während dieser Zeit lernte sie auch ihren Lebenspartner kennen, mit dem sie zwei Kinder bekam. 1979 wollte es der »Zufall«, dass sie den Direktor einer großen Bank kennenlernte, der ihr spontan die Stelle einer Beschließerin im Casino seiner Bank anbot. Erika sagte gern zu und arbeitete dort engagiert und mit viel Freude einundzwanzig Jahre lang.

Im Jahr 1988 wurde Frau Schulz sehr krank. Nach zahlreichen Operationen im Laufe von mehreren Jahren waren Körper und Seele so geschwächt, dass sie im Anschluss an ihre letzte Operation vier Tage lang nicht aus einem Koma erwachte.

Ärzte, Familie und Freunde hatten sie bereits aufgegeben, als Erika eines Morgens die Augen wieder aufschlug und sich in der Folgezeit ihrer Umgebung in sehr veränderter Weise zeigte: Sie ließ viele alte Bekanntschaften los, fand neue Freunde und beschäftigte sich vermehrt mit Fragen nach dem Sinn des Lebens, nach einer wirklichen Lebensaufgabe, nach ihrem höheren Selbst und nach Gott.

Während der Zeit im Koma, als alle glaubten, sie wäre längst »hinübergegangen«, war es Erika Schulz vorgekommen, als sei sie an ein Tor gelangt, durch das sie jedoch *noch nicht* eintreten durfte, sondern auf die Erde zurückkehren sollte, um mit ihren Fähigkeiten anderen Menschen zu helfen.

Welche Fähigkeiten das waren oder sein würden, ahnte sie damals nicht. Zwar beschäftigte sie sich – von einer inneren Kraft geleitet – immer intensiver mit Meditation, Gebet und Heilungsmöglichkeiten für Körper und Seele, aber erst viel später *wusste* sie tief im Herzen, dass ihr bald eine neue große Aufgabe bevorstand.

Die Arbeit als Volltrance-Medium*

H. GADE *»Haben Sie schon als Kind Ihre medialen Fähigkeiten bemerkt?«*
E. Schulz »Eigentlich nicht. Ich erinnere mich nur daran, dass, wenn ich ein Buch las, ich ziemlich am Anfang der Lektüre schon wusste, wie alles ausging. Aber mediale Fähigkeiten? Nein, die entwickelten sich erst viel später.«

H. GADE *»Sie meinen erst nach Ihrer Krankheit?«*
E. Schulz »Ja, das kann man so sagen. Also, gebetet habe ich mein Leben lang, schon als Kind. Unsere Mutter ging regelmäßig mit meinen Geschwistern und mir in die Kirche zum Gottesdienst. Die Lichter, die Gebete, die Engelfiguren, das Kreuz, alles das fand ich sehr schön … Kirchenräume haben mich schon immer beeindruckt; sie locken mich auch heute noch.«

H. GADE *»Habe ich Sie richtig verstanden, dass Ihnen das Beten von Kindheit an ein Bedürfnis war?«*
E. Schulz »Ja, ein sehr großes sogar; ich wollte mich immer tief hineinfallen lassen in Gottes Arme, immer wieder neu Kontakt mit der großen Quelle aufnehmen … ein Gebet war und ist auch Heilung für mich.«

---

* Aus einem Interview im August 2001 auf der Insel Norderney

H. GADE   *»Haben Sie nach Ihrer Krankheit anders gebetet als vorher?«*

E. Schulz   »Nein, eigentlich nicht … vielleicht häufiger, ja, ganz sicher öfter; außerdem habe ich damals begonnen zu meditieren.«

H. GADE   *»Hatte der Wunsch zu meditieren einen besonderen Grund?«*

E. Schulz   »Ja, ich weiß nicht recht … der Wunsch war schon immer in mir: Meditation hat mich sehr angezogen, aber ich hatte auch etwas Angst davor.«

H. GADE   *»War diese Angst begründet?«*

E. Schulz   »Na ja, was heißt begründet? In verschiedenen Meditationsgruppen, an denen ich teilnahm, war ich häufig diejenige, die bei den Übungen sofort in einen tranceähnlichen Zustand gelangte. Auch beim Kontaktaufnehmen mit Verstorbenen während verschiedener Sitzungen in anderen Gruppen oder beim Gläserrücken, beim automatischen Schreiben oder ähnlichen anfänglichen Versuchen »medial« zu sein, fiel auf, dass ich zu allem einen sehr schnellen und intensiven Zugang hatte.«

H. GADE   *»… Gläserrücken …?«*

E. Schulz   »Nun ja, das war anfangs so ein Ausprobieren, ein Spaß, ein bisschen spiritistisch eben … Gott sei Dank hatte ich damals einen guten Berater in meinem Freundeskreis, der mich eindringlich davor warnte, mit sogenannten Foppgeistern oder dunklen Wesen zu kommunizieren. Wenn ich die erstmal riefe, würde ich sie womöglich so schnell nicht wieder los … außerdem können sie wohl auch äußerst quälend sein. Erschrocken habe ich seit damals die Finger davon gelassen und in der Weise auch nie mehr experimentiert.«

H. GADE   *Heute nun sind Sie ein Medium, das heißt eine Vermittlerin zwischen der materiellen und der geistigen Welt. Was für eine Art Medium sind Sie? Wie sehen Sie sich?*«

E. Schulz   »In der Parapsychologie versteht man unter einem Medium eine Person, die für fähig gehalten wird, Außersinnliches wahrzunehmen. Zu Beginn meiner Arbeit, so zwischen 1989 und 1992, war ich Halbtrance-Medium, das heißt, ich gelangte in einen Wach-Schlaf-Zustand, wobei ich das, was durch mich »kam«, wer immer sich durch mich meldete, stets alles selbst mit anhörte. Die Lebensgeschichte so mancher Seele hat mich bis in den Schlaf hinein verfolgt, das war belastend. Ich war oft erschöpft und bedrückt und habe mich sehr unwohl gefühlt.«

H. GADE   *»In der letzten Zeit erlebe ich Sie meist als Volltrance-Medium, dabei gelangen Sie innerhalb von ein paar Sekunden in einen schlafähnlichen Zustand.«*

E. Schulz   »Ja, ich habe damals viel und intensiv dafür gebetet, in Volltrance gehen zu dürfen, da die Arbeit mich ziemlich belastete, und – Gott sei Dank! – eines Tages fiel ich in Volltrance, und das ist bis heute so geblie-

ben. Ich weiß nichts von dem, was durch mich gesprochen wird, und nach dem Aufwachen habe ich auch keinerlei Erinnerung an das Gesagte.«

H. GADE   »*Sind Sie nach einer Sitzung erschöpft?*«
E. Schulz   »Nein, überhaupt nicht. Ganz im Gegenteil:
Es ist, als hätte ich geschlafen. Ich bin ausgeruht, und
dafür bin ich auch sehr dankbar.«

H. GADE   »*Wie lange dauert eine Rückführung im
Durchschnitt?*«
E. Schulz   »Ich glaube so etwa eine Dreiviertel- bis eine
Stunde.«

H. GADE   »*Soweit ich mich informiert habe, scheint
Ihre Seele, Ihr Geist während des Zustands der Trance
den Körper zu verlassen, sodass Sie sich außerhalb Ihres
Körpers befinden … quasi um der anderen Seele Platz
zu machen?*«
E. Schulz   »Das ist wohl so, wenn ich höre, was nach
einer Sitzung vom Leben und Sterben eines Seelen-
teils berichtet wird. Ich selbst weiß ja von alledem nichts.
Theoretisch befasse ich mich auch wenig mit Rückführungsarbeit oder Reinkarnationstherapien. Wohl habe
ich alle Werke von und über Edgar Cayce, den schlafen-
den Propheten, gelesen. Auch denke und fühle ich, dass
ich ähnlich arbeite, wie er es getan hat, nur dass Cayce
überwiegend sogenannte Gesundheitsreadings gemacht
hat, während ich den Menschen, die mit ihren Problemen zu mir kommen, Einblicke und Gespräche mit See-

lenanteilen aus einem oder mehreren ihrer vergangenen Leben ermögliche.«

H. GADE   *»Frau Schulz, wie verbringen Sie Ihren Alltag, also die Zeit, in der Sie keine mediale Arbeit tun?«*
E. Schulz   »Wie ich anfangs bereits sagte, lebe ich ganz normal als Erika Schulz, und ich lebe gern! Ich liebe meine Familie, freue mich auf jedes Zusammentreffen. Ich male auch, höre oft Musik; früher habe ich leidenschaftlich gern getanzt. Heute mag ich Reisen, genieße die Natur, wie zum Beispiel hier auf meiner Lieblingsinsel Norderney.«

H. GADE   *»Tanken Sie hier Kraft für Ihre weitere Arbeit als Medium?«*
E. Schulz   »Nein, so kann man das nicht sagen. Hier tanke ich auf für mein normales, alltägliches Leben. Für die Arbeit – die für mich natürlich auch normal ist – bleibt der große Bereich des Betens und der Meditation. Gebete geben mir nach wie vor die meiste Kraft und den besten Schutz.«

H. GADE   *»Schutz ... wovor?«*
E. Schulz   »Nun, ab und zu melden sich ja auch nicht ganz so lichtvolle und freundliche Wesen oder Energien durch mich. Damit ich für einen solchen Fall sozusagen gewappnet bin, also die düsteren Schwingungen dieser Seelen bei mir nichts Negatives hinterlassen können, bitte ich immer um Schutz für mich, aber auch für alle Anwesenden einer Sitzung. Außerdem passt meine Beglei-

terin so gut auf mich auf, dass ich mich ohne Sorge, ganz bedenkenlos in ihre Obhut begeben kann.«

H. GADE   *»Dann ist der Mensch, der Sie begleitet, also sehr wichtig?«*
E. Schulz   »Aber ja, äußerst wichtig sogar. Es muss ein absolutes Vertrauensverhältnis bestehen zwischen dem Medium und der Betreuungsperson, sonst kann keine gute Arbeit gelingen … und ohne eine Begleitung, also allein, könnte ich mit meiner Begabung wohl wenig anfangen, glaube ich …«

H. GADE   *Liebe Frau Schulz, ich bedanke mich herzlich für dieses interessante Gespräch und wünsche Ihnen bei Ihrer Arbeit weiterhin viel Erfolg und Erfüllung.«*
E. Schulz   »Vielen Dank, auch Ihnen wünsche ich alles Gute!«

Sinn und Ziel eines individuellen Weges durch Inkarnationen

Sicher ist oft Neugierde die Triebfeder eines Menschen, einmal einen Blick in eines seiner vergangenen Leben zu wagen. Aber Wert und Sinn eines solchen Rückblicks bestehen nicht darin, einfach nur mal zu schauen, wer und wo man in einem anderen Leben gewesen ist. Auch lassen sich durch Rückführungen nicht alle Krankheiten oder traumatischen Erlebnisse aus Vorleben aufspüren, auflösen oder »löschen«.

Die erste fundamentale Ein-Sicht, die man erhält, wenn man sich auf eine Rückführung einlässt, ist die, dass man erkennt und erlebt, schon einmal auf der Erde gewesen zu sein. Oft erschüttert diese Erkenntnis das bisherige Glaubens- oder Weltbild eines Klienten dermaßen, dass eine Lawine von Fragen losgetreten wird:

– Warum lebe ich mehrere Male?
– Welchen Sinn, welche Aufgabe haben meine Leben?
– Wer bin ich denn nun wirklich von all den verschiedenen Erscheinungsformen?
– Weshalb muss ich das alles erleben?
– Schleppe ich Krankheiten und Traumata aus vergangenen Leben immer weiter mit mir herum?

- Bin ich stets Opfer oder auch mal Täter?
- Kann ich mein Leben real mitgestalten, oder ist alles schon vorherbestimmt?
- Gibt es Zufälle?
- Spiele ich in jedem Leben nur eine Rolle?
- Was heißt dann Authentizität oder Identität?
- Bedeutet jedes Leben für mich eine Chance, oder ist es Strafe für das vergangene?
- Wie steht eigentlich meine Kirche zur Reinkarnation?

Meist beginnen die Menschen sich dann ganz neu, für sich selbst, für andere, für Gott und die Welt zu interessieren. Es geht ihnen bei der Beschäftigung mit dem Thema Wiedergeburt letztlich um die zentralen Existenzfragen:

- Wer bin ich?
- Woher komme ich?
- Wohin gehe ich?
- Welches Ziel und welchen Sinn hat mein Leben?

Sie spüren nach und nach, dass da viel größere Zusammenhänge zwischen Himmel und Erde bestehen, als sie es sich je haben träumen lassen.

Die Vorstellung mehrerer aufeinanderfolgender Leben ist vielen Menschen fremd. Das Christentum und unsere abendländische Kultur gehen im Allgemeinen von nur *einem* Leben aus, das mit dem Tod endet und in die Ewigkeit (was immer man darunter versteht) eingeht. Den östlichen Religionen, vor allem dem Hinduismus und dem Buddhismus, ist der Gedanke der Wiedergeburt eher selbstverständlich. Selbstverständlich im wirklichen Wortsinn, das heißt nur durch wiederholte Inkarnationen können die Menschen sich *selbst verstehen* und als Teil des großen Ganzen erkennen.

Die Umstände im gegenwärtigen Leben eines Menschen entstehen aus der Summe aller vergangenen Existenzen und sind die natürliche Fortsetzung des einen Lebenskreises, der uns durch die verschiedenen Aspekte aller Inkarnationen trägt. So kann uns das Wissen um die Seelenwanderung helfen, einen größeren Sinnzusammenhang in unserem Leben zu erkennen.

Die Kräfte und Impulse, die uns durch unsere Handlungen, durch Gedanken und Worte zu dem machen, was wir sind, was uns ausmacht, nennt man *Karma* (wörtlich: Handlung). Insofern fällt die Energie jedes Gedankens, jedes Wortes und jeder Tat eines Menschen auf ihn als Verursacher zurück. Die Eigenverantwortung, die wir für unser Leben tragen, wird hier deutlich.

»Ganz praktisch ist Karma das Ergebnis unseres Denkens und Handelns. Dies ist ein unumstößliches Gesetz, das für jeden Menschen gilt. Karma ist das Prinzip der unvermeidlichen Konsequenzen von Ursache und Wirkung.

Unser Schicksal befindet sich aber nur teilweise in unseren Händen: Es gibt Grenzen im Leben, mit denen wir leben müssen. Dennoch bestimmen wir unsere Zukunft mit. Neben dem Element des freien Willens, der inneren

Freiheit des Menschen, existiert eine verborgene Kraft von Ursachen, die uns auch mit früheren Leben verbindet. Somit sind freier Wille und Karma gleichzeitig vorhanden.«[*]

Demnach erscheint es sinnvoll, sich der jeweiligen Lebensaufgabe zu stellen, was zunächst bedeutet, sie in sich zu erfragen, ihr nachzuspüren. Wenn der Mensch dann mit seinen Gedanken, Worten und Werken bewusst umzugehen versucht, weil er weiß, dass sich daraus Energien (entweder positive oder negative, dunkle oder helle) für sich und seine Mitmenschen ergeben und entwickeln, ist er bereits auf dem Weg zu einer guten und bewussten Lebensführung. Natürlich kann er diese Anforderungen auch negieren, die Füße hochlegen und sich ein »schönes Leben« machen, spirituell wachsen wird er dabei nicht! Und seine eigentliche Aufgabe holt ihn in einer der nächsten Inkarnationen unweigerlich wieder ein.

Hilfreich ist die Vorstellung, dass sich – nach der Erfüllung der Lebensaufgabe während jedes Erdenlebens und der darauffolgenden Lebensrückschau im Jenseits – die Seele bei der nächsten Wiederverkörperung auf einer höheren Bewusstseinsstufe befinden wird. Diese Stufen der Erkenntnis haben nichts mit Lebensaltersstufen oder intellektuellen Entwicklungsstufen zu tun, sondern beziehen sich einzig und allein auf den Reifegrad einer Seele; so gibt es beispielsweise Kleinkinder, deren Seelen

[*] Ronald Zürrer: *Reinkarnation*, a. a. O.

wesentlich älter und weiser sind als die ihrer Eltern oder Großeltern.

Wenn man das verstanden und verinnerlicht hat, dürfte es zwischen uns Menschen eigentlich keinerlei Vergleichen, Werten und Aburteilen mehr geben. Tugenden wie Vergeben, Verzeihen, Mitgefühl, Toleranz, Verständnis und Achtung wären die logische Folgerung für eine Einstellung weltweiten Wohlwollens.

Die Vorstellung, dass – bei wiederholtem Bemühen im oben genannten Sinn – durch jede Inkarnation der Mensch seelisch wächst, die Seele sich vervollkommnet und irgendwann einmal vielleicht gar nicht mehr auf die Erde zurückkommen muss, sondern im Licht, in Gottes Nähe, in der Ewigkeit bleiben kann, aus der sie einst auch kam (von Ewigkeit zu Ewigkeit), ist tröstlich.

Auch lernt die Seele durch unzählige wiederkehrende Möglichkeiten von Leben auf der Erde die verschiedenen Polaritäten des Lebens, sozusagen seinen Yin-Yang-Charakter kennen: Mal lebt man als Frau, mal als Mann, mal ist man reich, mal arm, immer in anderen Ländern und auf verschiedenen Kontinenten. In einem Leben ist man Täter, in einem anderen Opfer, einmal krank, ein anderes Mal bei guter Gesundheit, Sieger oder Verlierer, mal stirbt der Mensch jung, mal alt, man ist erfolgreich und ein anderes Mal ein »Versager«. Es gibt so vieles zu lernen in all den Leben!

In Muße und Behutsamkeit und mit Bedacht können wir unser Leben leben und mitgestalten, stehen nicht unter Zeitdruck, brauchen im Leid nicht zu vergehen, im

Glück oder bei großen Erfolgen nicht durchzudrehen, und lernen vielleicht auch, Krankheiten geduldiger zu tragen und zu ertragen. So brauchen wir aus keinem Grund in Depression oder Traurigkeit zu versinken, denn wir wissen, dass wir noch viele Leben als Chancen vor uns haben, in denen wir spirituell wachsen können. Außerdem birgt unser Aufenthalt im Jenseits, nachdem wir gestorben sind, ungeahnte und vielseitige Entwicklungsmöglichkeiten für unsere Seele, wie uns die Rück- und Seelenführungsarbeit mit dem Trance-Medium Erika immer wieder eindrucksvoll zeigt.

Der Ablauf einer Seelenführung
mit dem Medium Erika

Ein Mensch, der über Erika einen Einblick in eines seiner vergangenen Leben erfahren möchte, nimmt links neben ihr Platz. Das Medium, das weder den Namen noch Krankheiten, noch irgendetwas Persönliches von dem Klienten weiß, ergreift dessen rechte Hand auf eine ganz bestimmte Weise, schließt die Augen und fällt nach ein paar Sekunden in Volltrance. Wenn sich Erikas Hand lockert und sie die Hand des Klienten loslässt, nimmt dieser wieder im Raum Platz.

Es ist noch eine kleine Weile still, dann beginne ich mit dem Seelenanteil, der sich in Erikas Körper eingefunden hat, Kontakt aufzunehmen: Ich stelle mich mit meinem Namen vor, begrüße die Seele und frage sie nach ihrem Namen, ihrem Alter und dem Land, in dem sie wohnte, und erhalte auch meist Auskunft über das Jahr beziehungsweise das Jahrhundert, in dem sie lebte.

Auf meine Frage »Schau dich einmal in diesem Raum um. Ist hier jemand, den du kennst?«, erfolgt dann – alle Anwesenden immer wieder tief beeindruckend – die Antwort durch Erika (sie hat nach wie vor die Augen geschlossen und befindet sich in Volltrance), während sie mit der linken Hand auf den Klienten zeigt: »Na, das bin ich ja auch ... aber wieso bin ich zweimal da?«

Und ich erkläre: »Wir schreiben inzwischen das Jahr ... und wenn du genau hinsiehst: Du bist nicht in deinem eigenen Körper, du bist im Körper meiner Freundin Erika. Sie ist ein Medium und stellt sich als Verbindungskanal zur Verfügung, deshalb kann ich mit dir als Seele sprechen. Es muss damals etwas passiert sein, dass du deinen Körper verlassen hast ... dass du gestorben bist. Kannst du dich vielleicht daran erinnern?« Wenn dies nicht der Fall ist, bitte ich Engel um Hilfe, damit sie der Seele ein Bild zeigen mögen, auf dem sie klar erkennen kann, was einst mit ihr und mit ihrem Körper geschehen ist.

Nach anfänglich leichtem Zögern berichtet die Seele nun einiges über sich und das Umfeld, in dem sie lebte. Und ganz behutsam und freundlich erfrage ich dann Genaueres aus dem Leben der verstorbenen Person, lasse sie gedanklich in der Zeit immer weiter vorwärtsgehen bis zu dem außergewöhnlichen Zeitpunkt, der die Ursache benennt, die zu ihrem Tod geführt hat: beispielsweise ein Sturz vom Pferd, eine Krankheit, Schussverletzungen im Krieg, ein Unfall oder auch Mord.

Viele Seelenanteile werden an dieser Stelle, an der es für sie »um Leben und Tod« geht, oft etwas unruhig und zeigen sich erstaunt oder manchmal auch verwirrt. Aber durch fürsorgliches Befragen und gekonnte Hilfestellung (vor allem auch der Helfer aus der geistigen Welt) gelingt es uns gemeinsam, der Seele die Erkenntnis zu ermöglichen, dass der Tod an sich nichts Schmerzhaftes ist und dass Engel an unserer Seite sind, die uns helfen, aus dem Körper zu gehen.

Das Wahrnehmen, nur der Körper stirbt und die Seele lebt weiter, und zugleich die Aussicht, nach einiger Zeit der Erholung in der jenseitigen Welt noch einmal eine Aufgabe auf der Erde in einem neuen Körper zu übernehmen, kann für die Seele, für den Klienten und alle, die einer solchen Seelenführung beiwohnen, eine durchaus erfreuliche Erfahrung sein.

Dass Erika mit dem Klienten über das Anfassen direkte Körperverbindung aufnimmt, ist klar. Auf welche Weise sich aber die Seelenaspekte oder Seelenanteile des Klienten in ihr einfinden, hat auch die Wissenschaft bisher nicht klären können. So kann man sich nur selbst überzeugen (lassen) und einfach glauben – oder eben auch nicht.

Die Seelen berichten uns ausführlich vom Sterben, vom Heraustreten des Seelenkörpers aus dem physischen Körper mithilfe von Lichtwesen, vom Übergang ins Jenseits, manchmal von der freudigen Begrüßung durch bereits verstorbene Verwandte oder Freunde. Anschließend folgt die Beschreibung der anderen Dimension, des Himmels, der geistigen Welt oder wie immer wir den jenseitigen Bereich auch bezeichnen mögen. Dieser – von jeder Seele ganz individuell erlebte – Weg durch Felder, Wiesen und Wälder, durch eine Landschaft, die »eigentlich so ist wie auf der Erde, nur viel, viel schöner und strahlender«, weiter über eine Brücke, durch besondere Alleen bis hin zu einer Kapelle, einer Kirche oder einem Dom, wo den Seelen ein himmlisches Wesen, Maria, Jesus oder die Nähe Gottes begegnen kann, macht den eigentlichen Heilungsprozess innerhalb der so vielseitigen Seelenführungsarbeit aus.

»Und nachdem du nun ganz heil und gesund bist und dich in der geistigen Welt ausgeruht und auch noch weiterentwickelt und gelernt hast, musst du dich ja entschlossen haben, noch einmal auf die Erde zu kommen. Denn du hattest dich anfangs schon erkannt: In diesem Leben heißt du … und wohnst in …«, und ich berichte dem Seelenanteil Interessantes aus Familie, Beruf und von Hobbys beziehungsweise der Lebensaufgabe des Klienten, mache ihm sozusagen das jetzige Leben etwas schmackhaft. Danach ist der Seelenanteil gern bereit, näher auf die heutige Lebenssituation des Klienten einzugehen und ihm Fragen zu beantworten, etwa zu Problemen mit Familienangehörigen, Freunden, Arbeitskollegen oder auch mit sich selbst.

Außerdem geschieht es manchmal, dass sich – auf Bitten des Klienten und mit der Erlaubnis der geistigen Welt – ein Verstorbener zeigt und dem anwesenden »Hinterbliebenen« Trost zukommen lässt, oft auch noch eine erfreuliche oder ermutigende Botschaft für ihn hat.

Nun bitte ich den Seelenanteil, in den Körper des Klienten zu schauen, ob dort etwas nicht in seiner Ordnung ist. Mithilfe geistiger Ärzte, Heiler und auch der Engel können wir oftmals Blockaden lösen, seelische Wunden heilen, Erinnerungen an körperliche Verletzungen oder Krankheiten aus dem Seelengedächtnis löschen und dürfen manchmal auch wichtige Hinweise für die Weiterbehandlung verschiedenster Krankheiten und Kränkungen im Klienten entgegennehmen.

Auch dem Wunsch, einen Blick in die Aura des Klienten zu tun, gewährt uns der Seelenanteil. Man weiß ja, dass die Farben sowie die Strahlkraft der Aura Hinweise geben können auf eventuelle körperliche Beschwerden bzw. seelische Blockaden; wir ziehen Schlüsse daraus und bitten um Hilfe, um Erkenntnis, Heilung und, falls nötig, um Vergebung.

Am Ende der Seelenführung sieht Erika oft »Schutztiere«, die für den Klienten eine ganz besondere Bedeutung haben und seiner Gefühlslage und auch seinem spirituellen Entwicklungsstand entsprechen und für ihn da sind, um ihn auf seinem weiteren Lebensweg zu begleiten.

Dann ist es an der Zeit, dass der vollkommen geheilte Seelenanteil und die reinkarnierte Person (der Klient) wieder eins werden: Sie gehören ja zusammen!

Nachdem wir der Seele noch Freude, Licht und Liebe geschenkt haben und der Klient und der Seelenanteil aus seinem vergangenen Leben bereit sind, wieder eins zu werden, tritt Stille ein:

Der Klient nimmt noch einmal neben Erika Platz, der Seelenanteil ergreift durch Erika die Hand des Klienten und entweicht aus deren Körper hinein in den Körper, zu dem er gehört. Nach dem Loslassen der Hände sinkt Erika im Stuhl etwas kraftlos zurück und »schläft«.

Ein bewegender Moment …

Man öffnet sich als Klient dem Teil der eigenen Seele sehr liebevoll, nimmt ihn wieder in sich auf. Ich persönlich habe dabei stets das deutliche Gefühl, ein Stückchen heiler und glücklicher geworden zu sein.

Nach wenigen Minuten der Stille wird das Medium durch »Fingerschnipsen« wieder aus der Trance in den

Wachzustand geholt: Erika schaut erstaunt um sich, räkelt sich wie nach einem guten Schlaf, gähnt ... »oh, war das erholsam!« und weiß von allem, was durch sie gesprochen, übermittelt und erlebt wurde, *nichts!*

»Geht es dir gut?«, meine erste Frage an Erika nach einer Seelenführung. »Ja, sehr gut!«, und alle – vor allem der Klient – sind erstaunt, froh und erleichtert, oft auch nachdenklich, manchmal traurig, aber immer dankbar.

Diese Seelenführungsarbeit ist eine wundervolle Arbeit und bietet verschiedenste Möglichkeiten der Erkenntnis und der Heilung. Man geht zwar etwas erschöpft, doch immer beschenkt und beglückt zugleich nach Hause und ist im Inneren wirklich reicher und reifer geworden.

Heilende Gespräche mit Seelen aus vergangenen Leben

Die Mehrzahl der Menschen, die über die Seelenführungsarbeit mit Erika Hilfe suchen, hoffen auf Linderung oder Heilung ihrer verschiedensten Krankheiten und Kränkungen.

Prinzipiell muss dazu gesagt werden, dass jede Krankheit als psychosomatisches Geschehen anzusehen ist, da kein körperlicher Zustand und keine Verletzung ohne Einfluss auf das seelische Befinden eines Menschen bleibt, und umgekehrt jede psychische Regung aufs Engste mit körperlichen Vorgängen verbunden ist.

Viele Klienten und Patienten, die zu uns kommen, haben den langen Weg von der Schulmedizin über alternative Heilmethoden bis hin zu den verschiedenen Angeboten und Verfahren der Psychotherapie – oft leider erfolglos – hinter sich.

Wie Eltern, Erzieher und das soziale Umfeld nach Meinung vieler Verhaltensforscher unser gegenwärtiges Leben prägen und frühe Traumata verantwortlich gemacht werden für spätere »Befindlichkeitsstörungen«, warum sollten uns dann Erlebnisse und Erfahrungen, die noch weiter zurückliegen als unsere Kindheit, also aus vergangenen Leben stammen, nicht in ähnlicher Weise geprägt haben?

Dass dies so sein kann, beweisen die Rück- und Seelenführungen über Erika, mit deren Hilfe schon vielen Menschen geholfen werden konnte, um ganzheitlicher und damit heiler zu werden. Die Erfahrung, sich als geistiges Wesen aus Energie, das sich gegenwärtig in einem physischen Körper befindet, zu erleben, führt nach einiger Zeit zu der wunderbaren Erkenntnis, als verantwortungstragender und damit unverzichtbarer Teil des großen Ganzen wichtig und geliebt zu sein.

Aus der Vielfalt der Heilungsmöglichkeiten über und durch Erika sollen im Folgenden einige eindrucksvolle und für den Laien nachvollziehbare Beispiele aufgezeigt werden.

Die Lebensaufgabe erkennen und Hilfe finden

Der Frage nach der Lebensaufgabe eines Menschen oder dem Lebenssinn ist eine große Anzahl von Autoren in ihren Büchern nachgegangen. Wenn ich alle diese Werke gelesen habe, weiß ich dann, welches meine eigene Lebensaufgabe ist? Die Vielfalt der Antworten in den Büchern, Zeitschriften, Fernsehsendungen oder auf Seminaren verwirren oftmals mehr, als sie dem Einzelnen helfen, zur Sinnfindung in seinem Leben zu gelangen. Welchem der empfohlenen Hinweise soll ich persönlich nachgehen?

Der Sinn ist, ein erfülltes Leben zu führen.
Der Sinn ist, für sich zu sorgen.
Der Sinn ist, Verantwortung zu übernehmen.
Der Sinn ist, mein geistiges Erbe anzutreten.
Der Sinn ist, heil zu werden.
Der Sinn ist, meine Berufung zu leben.
Der Sinn ist, Erfahrungen aller Art zu machen.
Der Sinn ist, Liebe zu geben und für andere da zu sein.

Welche dieser Aussagen ist für *mich*, für *mein* Leben bestimmt und auch bestimmend?

In den Worten des Matthäusevangeliums 5,48, »Darum sollt ihr vollkommen sein, wie euer Vater im Himmel vollkommen ist«, finden wir nach Meinung des bekannten Lebensberaters Kurt Tepperwein unseren ganzen Seinsauftrag. Er schreibt: »Unsere einzige Bestimmung ist es, vollkommen zu werden … aus dem Leben ein Meisterstück zu machen in dem Sinne, dass wir helfen, Gesundheit, Wohlstand, Glück und Harmonie für alle und jeden zu verwirklichen und uns für das Ganze verantwortlich zu fühlen.«[*]

In der nun folgenden Schilderung einer Rückführung von Doris, deren Geschichte der Seelenanteil eindrucksvoll beschreibt, wird sehr deutlich, dass alles, was der Klientin vom »Schicksal« aufgetragen wurde, eigentlich Chancen sind zu lernen und um vollkommener zu werden; alles will ihr helfen und der Weiterentwicklung ihres Bewusstseins dienen. Durch die Einsichtnahme in ein vergangenes Leben mit einer ähnlichen Problematik wie der heutigen wird der jungen Frau ihre gegenwärtige Situation klarer, und sie kann ihren Weg, ihre Lebensaufgabe für das jetzige Leben gestärkt in Angriff nehmen.

Und auch das Beispiel von Stefanie und ihrer Tochter Charlotte, welche bereits in der geistigen Welt lebt, zeigt deutlich den Heilungsaspekt und eine außergewöhnliche Chance zur Versöhnung auf, die durch die mediale Arbeit mit Erika möglich ist.

[*] Kurt Tepperwein, *Die geistigen Gesetze*, Goldmann, München 2002

Doris

Vorinformation

Doris ist 24 Jahre alt. Sie arbeitet als Kinderkranken-schwester in einem kleinen Krankenhaus. Eigene Kin-der kann sie nach einer Abtreibung nicht mehr bekom-men; darüber war und ist sie sehr traurig, und so hatte sie gehofft, in ihrer beruflichen Tätigkeit einen gewissen Ausgleich zu finden.

Die junge Frau ist aber oft depressiv und leidet immer öfter unter rasenden Kopf- und Bauchschmerzen und ei-ner immer stärker werdenden Lebensmüdigkeit. Psycho-therapeutische Maßnahmen blieben bisher ohne Erfolg. Doris ist ziemlich ratlos und entschließt sich auf Empfeh-lung einer Bekannten eines Tages dazu, innerhalb einer Rückführung nach ihrer Lebensaufgabe zu fragen.

Zunächst besteht sie darauf, ihre Frage unbedingt auf einem Zettel geschrieben an Erika zu übergeben, dabei ist sie äußerst nervös und sehr besorgt um die »richtige« Formulierung der Frage. Wir lösen die Anspannung und ermuntern Doris, sich doch vertrauensvoll einfach mal einzulassen auf ein vergangenes Leben und abzuwarten, was darin angesprochen wird. Und wir erklären ihr, un-sere Arbeit liefe bisher immer so ab, dass das, was durch Erika »kam«, genau das Richtige war für eben den oder die Klienten(in).

Die geistige Welt weiß, *wann was* für jeden von uns wichtig und richtig ist!

Doris schaut zunächst etwas zweifelnd, lässt sich dann aber – ohne formulierte Frage – auf die nun folgende Rückführung ein.

Rückführung

Es meldet sich ein junges Mädchen mit Namen Isabell. Sie ist achtzehn Jahre alt und lebt mit ihren Eltern und einer Schwester am Rande einer Stadt in Schweden; man schreibt das Jahr 1648.

Für die junge Frau wird von ihren Eltern und dem von ihnen ausgesuchten wohlhabenden Mann bereits die Hochzeit geplant, aber Isabell liebt einen anderen. Den hat sie zwar erst einmal gesehen, weiß aber, dass sie beide zusammengehören und füreinander bestimmt sind. Der Vater drängt sehr auf eine baldige Hochzeit, doch Isabell zögert, in der Hoffnung auf eine Verbindung mit dem Mann ihrer Träume.

Eines Tages bittet der Vater sie um ein Gespräch. Isabell vermutet, es gehe wieder um den Termin für die Hochzeitsfeierlichkeiten, aber es kommt ganz anders: Der Vater berichtet ihr in ernstem Ton, dass er vollkommen verschuldet sei und – falls seine Tochter nicht bald durch eine gute Partie die Situation der Familie rette – sie alle von der Stadt in ein kleines Dorf ziehen müssen, um überleben zu können. Isabell ist zunächst wie gelähmt, dann bittet sie ihren Vater um eine Woche Bedenkzeit.

In den kommenden Tagen weint sie viel, denkt immer wieder über alles nach und weiß letztendlich doch nicht, was sie tun soll. Eines Morgens fängt sie den flehenden Blick ihres Vaters auf, der ihr zu verstehen gibt: »Bitte, sei vernünftig!« Ihr ist durchaus klar, dass alle, die gesamte Familie, weiter ein sorgenfreies Leben führen könnten, wenn sie in die Heirat einwilligen würde.

Nach einer Woche gibt Isabell ihr Einverständnis – ausschließlich um der Familie zu helfen. Die Hochzeit findet statt. Aber Isabell fühlt sich sehr elend, sie ist gar nicht ganz bei sich und wartet auf ein Wunder. Bei der Feier am Nachmittag wird sie ohnmächtig. Als sie sich wieder ein wenig erholt hat, kommt ihr der Gedanke zu fliehen oder sich umzubringen: »Zwar habe ich meine Familie gerettet, mich selbst aber habe ich verloren …«

Nach zwei Tagen nimmt der Ehemann sie mit in sein herrschaftliches Gutshaus. Die junge Frau hat das Gefühl, sich verkauft zu haben. Weinend sieht sie der ersten Nacht mit ihrem Mann entgegen, und die ist schlimm: Der Mann ist so brutal, so grenzenlos egoistisch. Isabells Leid wird von Mal zu Mal größer.

Eines Tages spürt sie, dass sie schwanger ist, aber sie will das Kind nicht, sie will auch den Mann nicht länger ertragen, sogar sich selbst will sie nicht mehr. Im Inneren fühlt sich Isabell verwundet, sie möchte am liebsten sterben. Sie hört auf zu essen, und bald ist sie kaum noch ansprechbar. Gram, Kummer, Traurigkeit und der Wunsch, von allen und allem wegzukommen, bringen ihr schließlich den Tod.

Engel stehen still an ihrem Bett. »Ja, ich bin bereit, schon lange«, flüstert Isabell und geht mit den Engeln ins Licht. Endlich fühlt sie sich frei und leicht, nur die Traurigkeit klingt noch in ihrer Seele nach.

Sie durchschreiten ein mächtiges, wunderschönes Tor und gelangen auf einen Weg, der zu drei großen Türen führt. Durch welche Tür soll sie gehen? Isabell nimmt drei unterschiedlich große Steine in die Hand, ordnet sie gedanklich je einer Tür zu und wirft dann die Steine in die Luft. Der Stein, der am dichtesten vor ihr liegen bleibt, soll ihr die weitere Richtung anzeigen. Es ist der Stein, der zur dritten Tür führt, sie geht hindurch: Hier ist alles ganz rot. Unwillkürlich denkt sie an Blut, erschrickt und Schuldgefühle kommen in ihr hoch. Da erscheint in der roten Umgebung auf einmal ein Schild mit der Aufschrift ERLÖSUNG. Vielleicht eine Erlösung für die, die sich in dem undurchdringlichen Rot befinden …?

Isabell schaut genauer hin: Es sind alles Kinderseelen, die geboren werden wollten, aber nicht geboren wurden – aus welchen Gründen auch immer. Erschrocken und doch beherzt bittet Isabell die Sonne in den Raum, und allmählich färbt sich das Rot in ein angenehmes helles Orange. Die Aufgabe, ungeborene Kinderseelen zu befreien, erscheint ihr wunderbar. Sie breitet die Arme weit aus, bittet Engel um Hilfe und Heilung, schließt ihre Augen, und als sie sie wieder öffnet, findet sie sich auf einmal in einem riesigen weißen Saal wieder, wo sich nun alle erlösten kleinen Seelen bei ihr bedanken und sie vor Freude fast erdrücken.

Isabell sieht undeutlich eine helle Gestalt auf einem Podest stehen, die zu ihr sagt: »Du hast ein großes Herz, Isabell. Deine Aufgabe ist es, anderen Menschen zu helfen, ohne dich dabei selbst zu vergessen.«

Rückmeldung

Doris ist tief erschüttert von dieser Rückführung, sie weint. Wir lassen ihr Zeit.

Am Abend hat sie den Wunsch zu reden: »Ich konnte mich total in diese Isabell einfühlen. Schwanger zu sein, aber das Kind nicht zu wollen, den Mann nicht mehr zu wollen [Doris' damaliger Freund hatte sie verlassen, als er erfuhr, dass sie schwanger war] und sich selbst am liebsten auszulöschen [auch sie hatte in der schwierigen Zeit damals Suizidgedanken], das alles kenne ich. Ich erkenne mich ganz und gar wieder. Ähnlich wie Isabell habe ich mich vor Jahren gegen mich und mein Kind entschieden, auch um dem Ansehen meiner Familie – uneheliches Kind und so – nicht zu schaden. Ich frag mich bloß, warum ich nichts gelernt habe und in diesem Leben fast alles wiederhole … ich möchte so gern gutmachen … aber wie?«

Wir beruhigen Doris, beten für sie und raten ihr, erst einmal abzuwarten, die Rückführung wirken zu lassen und in sich hineinzuspüren und zu horchen, ob von dort vielleicht Wegweisung kommt. Auch wird sie der nun geheilte Seelenanteil, den sie am Ende der Sitzung ja wieder in sich aufnimmt, gewiss bei ihrer Genesung auf allen Ebenen unterstützen.

Nach ungefähr einem Jahr meldet sich Doris bei mir und berichtet, dass es ihr gut geht, dass sie in den vergangenen Monaten einige Seminare besucht hat zu dem Thema »Verzeihen und Loslassen« und eine gute Familienaufstellung erlebte, die ihr in vielem Klärung gebracht hat.

Sie kann inzwischen von sich sagen, dass sie sich mag. Und beruflich? Da beginnt sie in der nächsten Zeit eine Umschulung zur Hebamme, um Kindern zu helfen, auf die Welt zu kommen, und Müttern beizustehen und sie zu ermutigen, auch unerwünschte Kinder leben zu lassen und willkommen zu heißen.

Sie scheint ihre Lebensaufgabe gefunden zu haben.

Wir danken der geistigen Welt für ihre Mithilfe; ich danke ganz besonders Erika, und wir beide wünschen Doris alles Gute und schicken ihr viel Licht und Liebe.

Stefanie

Für Stefanie, eine junge Frau, die sich wegen eines Schwangerschaftsabbruchs vor einigen Jahren offenbar in einer ähnlich problematischen Lage befunden haben muss wie Doris, stellte ich am Ende ihrer Seelenführung dem Medium Erika – nichts ahnend – die Frage, ob vielleicht jemand aus der geistigen Welt für Stefanie eine Botschaft überbringen möchte.

Es dauerte eine Weile, dann kam es zögerlich durch Erika: »Ja, da ist ein kleines Mädchen, es wirkt etwas schüchtern … es wartet … schon sehr, sehr lange.« Ich schaue fragend zu Stefanie hinüber und die nickt: »Ja … ich hatte einen Schwangerschaftsabbruch in der elften Woche … damals … und ich habe immer gewusst: Wenn das Kind geboren worden wäre, es wäre ein Mädchen geworden!«

Ich möchte mich zunächst erst einmal um die kleine Seele kümmern und frage, warum sie gekommen ist. Stille … Dann übermittelt sie zaghaft, dass sie schon so lange wartet, um in die Familie, in *ihre* Familie aufgenommen zu werden. Sie möchte zu ihrer Mama; diese Verbindung liegt ihr offenbar sehr am Herzen.

Natürlich vergießt Stefanie Tränen, und wir alle erfahren in solchen Situationen immer wieder, dass der Mensch wohl dazu neigt, derartige Geschehnisse zu verdrängen und wegzuschieben, die oftmals mit Schuldgefühlen und schlechtem Gewissen verbunden sind.

Ich taste mich vorsichtig etwas weiter und frage das Medium: »Kannst du vielleicht einen Namen bekommen, spüre mal hinein …«

»Charlotte«, antwortet Erika, und Stefanie ist sprachlos, schluchzt – jetzt aber etwas freudiger –, und mit leuchtenden Augen offenbart sie uns: »Wenn das Kind damals geboren worden wäre, das kleine

Mädchen … ich hätte sie tatsächlich Charlotta oder Charlotte genannt!«

Wir sind alle erstaunt und sehr berührt ob der Stimmigkeit in unserer spirituellen Arbeit, wenden uns dann aber wieder dem kleinen Mädchen zu und heißen sie erst einmal herzlich willkommen; so sehr freuen wir uns, dass sie sich durch Erika gemeldet hat.

»Jetzt ist auch alles gut«, übermittelt Charlotte, »aber da ist noch das Bild … das soll sie [ihre Mama] immer bei sich tragen.«

Wieso Bild? »Gab es damals vielleicht ein Ultraschallbild?« »Nein.«

Stefanies Freundin Canan, die bei der Seelenführung anwesend ist, tippt sich an die Stirn und weist auf einen Anhänger aus Alabaster, den Stefanie an ihrer Kette um den Hals trägt. »Ja, seltsam … schon Wochen vor dem heutigen Termin hatte ich das Bedürfnis, dieses Teil Tag und Nacht um den Hals zu tragen … und guck mal, da hat sich in dem Alabaster etwas gebildet, das aussieht wie ein Embryo … Nicht wahr, Canan, du warst auch ganz erstaunt damals und hast es erkannt?«

»Es ist jetzt alles gut«, besänftigt Charlotte ihre Mama und mit diesen Worten verabschiedet sie sich lächelnd.

Ich gebe Stefanie noch den Rat, ihre Tochter künftig ganz liebevoll und selbstverständlich in ihre Familie, deren Gedanken und Gefühle mit einzubeziehen, denn sie gehört doch dazu!

Auch wird sie in Zukunft spüren, dass durch diese Erlösungsarbeit der Druck, der durch Gewissensbisse und unterdrückte Schuldgefühle in ihrem Unterbewusstsein gewirkt hat, nachlässt und sie ihren weiteren Lebensweg viel froher und gelöster gehen kann.

Karmische Verbindungen aufdecken – eine Chance

Der Begriff »Karma« bedeutet wörtlich »Tat, Handlung«. Karma und Reinkarnation sind Begriffe und Bereiche ein und desselben Konzeptes, nämlich des Gesetzes von Ursache und Wirkung. Dieses Gesetz gilt als kosmisches Gesetz, wonach jeder Gedanke, jedes Wort und jede Tat (als Aktion) eine Re-Aktion nach sich zieht. Die energetische Wirkung eines Gedankens, eines Wortes oder einer Handlung schlägt immer auf den Menschen zurück, der als Urheber einer Entscheidung gilt, wobei sich die Konsequenzen für ihn nicht allein in diesem Leben auswirken müssen, sondern eventuell auch Ausgleich in verschiedenen Leben zu späterer Zeit suchen.

Hinter jedem »Schicksalsschlag« steht also ursprünglich auch eine eigene Entscheidung aus der Vergangenheit, die wir selbst einmal getroffen und ausgeführt haben, und was wir heute denken und entscheiden zu sagen oder zu tun, das wird früher oder später karmische Konsequenzen nach sich ziehen:

»… was der Mensch sät, das wird er ernten.«
                                        GALATER 6, 7

Wie man durch die Rück- und Seelenführungsarbeit über Erika solche karmischen Verbindungen aufdecken und Belastungen aus vergangenen Leben, die im heutigen Leben noch immer wirksam sein können, beleuchten kann, um sie mithilfe geistiger Ärzte und Engel aufzulösen und ihre Auswirkungen zu heilen, zeigt das folgende Beispiel.

Annemarie

Vorinformation

Annemarie T. ist 45 Jahre alt, verheiratet und hat zwei Söhne im Alter von 20 und 22 Jahren. Seit frühester Kindheit leiden die beiden unter schweren Ängsten, zeigen Selbstzerstörungstendenzen und waren beziehungsweise sind noch immer suizidgefährdet. Auch unter psychiatrischer Behandlung in verschiedenen Kliniken hat sich ihr Zustand bisher nicht gebessert.

Die Mutter wirkt völlig zermürbt und erschöpft, da sie sich seit Jahren mit dem Gedanken herumquält: »Was habe ich bloß falsch gemacht?« Schuldgefühle sind die Folge. Sie ist krampfhaft und ständig darum bemüht, zum einen an sich zu arbeiten, zum anderen Möglichkeiten der Hilfe für ihre beiden Söhne zu finden. Hin und wieder ahnt sie tief innen, dass es da wohl größere Zusammenhänge zwischen ihrem und dem Leben ihrer Kin-

der geben mag und dass die Krankheiten in enger Verbindung zur jeweiligen Seelenlage und Befindlichkeit der
Jungen stehen müssen.

Rückführung

Eines Tages hört Annemarie über eine Bekannte von der
segensreichen Arbeit mit dem Medium Erika und entschließt sich nach einigem Zögern zu folgender Rückführung:

Janina ist 24 Jahre alt und lebt um das Jahr 1706 mit ihrem Ehemann
und ihren vier Kindern (zwei Töchter und zwei Söhne) in Schweden in
einem Haus am Rande einer Stadt.

Die Familie ist wohlhabend, da der Vater einer lukrativen Beschäftigung nachzugehen scheint. Janina ist äußerst pflichtbewusst, wirkt
aber etwas verkrampft und unnahbar und lässt sich nur widerwillig
auf ein Gespräch ein. Auf die Frage, ob ihr vielleicht etwas fehle oder
ob wir ihr etwas Gutes tun können, antwortet Janina diszipliniert und
sogar etwas abweisend: »Nein, danke. Es braucht sich niemand um
mich zu kümmern. Ich habe meinen Mann und die Kinder, mehr be-
nötige ich nicht!« Wir bitten die geistige Welt, Janina ein Bild zu zeigen, auf dem sie klarer zu erkennen vermag, wie sie damals wohl gelebt hat und woran sie gestorben ist.

Ruckartig wendet sich Janina ab; sie kann und will offensichtlich
nicht hinschauen. Wir halten ihr das Bild aber weiterhin vor Augen,
und stockend bekennt die junge Frau: »Ich sehe … meine Eltern,
nein, … ich will davon nichts wissen!« Janina hält sich die Ohren zu
und kneift die Augen zusammen.

Wir ermuntern sie nochmals: »Dir kann nur geholfen werden, wenn du hinsiehst, wenn du weißt, was damals mit dir passiert ist.«

Und Janina schaut und sieht Furchtbares: Sie hat sich in dem damaligen Leben selbst das Leben genommen, weil sie nicht verwinden konnte, was ihr eigener Vater ihr angetan hat. Sie wurde von ihm missbraucht, und ihre Seele war danach so gekränkt, so krank, dass sie das Leben nicht mehr aushielt. Sie erhängte sich mit einem Strick, aber der Seele ging es nicht besser – wie sie so sehr gehofft hatte –, im Gegenteil: Um sie herum sind klebrige Wesen mit verzerrten Gesichtern; von ihnen wird sie in einen Berg gelockt, und dort jammern unzählige Selbstmörderseelen, die alle nach ihr greifen und sie zu sich holen wollen.

Janina hat ungeheure Angst, starrt verzweifelt an den düsteren Wesen vorbei nach vorn und sieht dann in der Ferne ein kleines Licht aufleuchten. Dort will sie hin, unbedingt! Und weil sie sich dies aus tiefstem Herzen wünscht, erreicht sie ihr Ziel, und freundlich blickende Engel erwarten sie im Licht. Die junge Frau atmet auf und schließt sich den Engeln an. Gemeinsam gehen sie in ein Haus, wo man ihr einen Rückblick in ihr vergangenes Leben ermöglicht und zeigt.

Entsetzlich muss es gewesen sein, denn Janina atmet schwer, schüttelt den Kopf und windet sich. Einen Moment lang haben wir alle Bedenken, dass Erika aus der Trance erwacht und die heilende Arbeit nicht fortgesetzt werden kann. Wir bitten den Himmel um Hilfe. Nach einer Weile beruhigt sich Janina, schaut wieder auf und berichtet stockend und unter Tränen, was der Vater ihr Schlimmes angetan hat. Sie durchlebt diese furchtbare Situation noch einmal und kann deshalb mit dem Licht, das wir ihr anbieten, nichts anfangen. Alles war zu schlimm … auch ihre Ehe. Der Mann hatte sich im Laufe der Zeit sehr verändert: War er anfangs freundlich gewesen, wurde er nach und nach immer brutaler, schlug seine Frau und missbrauchte sie – genau wie ihr Vater zuvor.

Weinend und erschöpft sinkt Janina im Stuhl zurück. Betroffenheit und unendliche Traurigkeit durchziehen den Raum …

Nach einer Weile bieten wir Janina die Heilschwingungen verschiedener wohltuender Essenzen an. Diese sollen sie von allem äußeren und inneren Schmutz reinigen, ihr Trost spenden und helfen, loszulassen und zu verzeihen. Ein Gebet an die Engel des Karmas für die geschundene Seele schließt sich an. Auch bitten wir um Vergebung für die Taten der beiden Männer in dem damaligen Leben.

Jetzt erst beruhigt sich Janina ein wenig und ist dann auch bereit, mit der Klientin Annemarie wieder eins zu werden in der Hoffnung, in diesem Leben vielleicht etwas mehr Freude, Licht und Liebe zu erhalten.

Wir bitten schließlich den Seelenanteil in Erika, doch einmal zu schauen, ob sie vielleicht die Söhne Annemaries aus dem damaligen Leben kennt – Annemarie stellt sich ihre beiden Jungen geistig vor –, da antwortet die Seele erregt und todtraurig zugleich: »Der ältere Sohn war damals mein Vater, und der zweite Sohn war mein Ehemann …«

Wir sind alle völlig erschüttert. Die Seele weint und wir mit ihr. Eine solche karmische Verstrickung hatte niemand von uns erwartet.

Nachdem wir das Vaterunser gebetet haben, nimmt Annemarie neben Erika Platz, der Seelenanteil verbindet sich wieder mit Annemarie, und wir wünschen beiden viel Kraft und schicken ihnen Licht und Liebe für ihren weiteren Lebensweg.

Rückmeldung

Als die Erschütterung über diese karmische Verstrickung etwas nachlässt, sagt uns Annemarie, dass es ihr während der Rückführung wie Schuppen von den Augen fiel und sich ihre Versagensängste und Schuldgefühle augenblicklich aufgelöst hätten. Mehr aber kann und will sie zunächst über die Wirkung der Rückführungsarbeit nicht äußern.

Einige Zeit später berichtet sie uns dann, sie beginne allmählich, das »Schicksal« ihrer beiden Söhne besser zu begreifen und ihre Krankheit zu verstehen. Sie ist sich sicher, dass beide Jungen (ehemals Vater und Ehemann) in diesem Leben als ihre Kinder das wieder gutmachen wollten, was sie ihr im vergangenen Leben angetan hatten. Aus diesem Grund wählten sie die gemeinsame Inkarnation mit ihrer heutigen Mutter. Da aber die Söhne unbewusst in Schuld und Scham bis hin zur Selbstverneinung verstrickt sind und diese Gefühle bis jetzt in ihrem Seelengedächtnis gespeichert zu sein scheinen, konnten ihre Seelen nicht heil werden, nicht gesunden.

Heute ist Annemarie in der Lage, mit ihren Söhnen über das vergangene gemeinsame Leben, das die Rückführung ans Licht brachte und beleuchtet und aufgearbeitet werden wollte, in Ruhe zu sprechen. Es besteht die berechtigte Hoffnung, dass die Jungen beginnen werden, Schuld und Scham durch Verzeihen (vor allem sich selbst gegenüber) und Loslassen abzubauen. Annemarie spricht in neuester Zeit von sich entwickelnder Lebenskraft, die sie freudig und dankbar an ihren Söhnen entdeckt.

Gelassenheit und Geduld sind jetzt wichtig für die Heilung, und ähnlich wie bei der Arbeit in Familienaufstellungen nach Hellinger* kann es zuweilen Monate oder sogar Jahre dauern, bis die heilende Wirkung einer Maßnahme im Klienten (und hier besonders bei den Angehörigen) spürbar wird.

Aber auch in weniger dramatischen Situationen als der eben beschriebenen, oftmals selbst bei positiven Anlässen und Gelegenheiten können karmische Verbindungen bis in eine neue Inkarnation hineinwirken, beispielsweise wenn Sätze fallen wie »Wir haben uns ewige Liebe geschworen!«, »Ihr sollt eins sein, bis dass der Tod euch scheidet«, »Das soll immer und ewig so weitergehen!« oder »Ich liebe dich bis ans Ende aller Tage.« Solche karmischen »Bänder«, wenn sie tatsächlich so gemeint sind, wie sie gesagt werden, wirken einengend und können uns und dem anderen der inneren Freiheit gänzlich berauben. Man ist zwangsläufig aneinander gebunden, von einer Situation zur anderen, von einem Leben zum nächsten.

Bei der Mehrzahl der Menschen, die wegen partnerschaftlicher Probleme in der Freundschaft, Ehe, aber auch oftmals im Beruf zu uns kommen, hat es in irgendeinem Leben schon einmal eine solche karmische Anbindung gegeben. Zum Beispiel kommt eine junge Frau zu einer Sitzung, die *eigentlich* ganz glücklich verheiratet ist, wie

* Thomas Schäfer: *Was die Seele krank macht und was sie heilt*, Knaur, München 2004

sie sagt, ihren Mann auch mag, vielleicht auch noch liebt, aber irgendeine Unsicherheit, irgendein Schleier hat sich über die Liebe gelegt. »Liegt das vielleicht an mir? Bin ich zu egoistisch? Wir beide geben uns solche Mühe, damit unsere Ehe gelingt, und doch ist etwas zwischen uns, das manchmal die positiven Gedanken für den anderen zu Wutgefühlen wechseln lässt. Hin und wieder habe ich richtige Hassgefühle meinem Mann gegenüber, ich äußere die auch, natürlich ist er dann sauer und zornig auf mich. Wir haben sogar schon an Trennung gedacht ...«

Sehr, sehr häufig war ein solches Paar in einem vergangenen Leben, das sich durch Erika zeigt, schon einmal miteinander verbunden, und meist sehr zur Freude des Seelenanteils; wenn ich nämlich frage, ob sich beide damals vielleicht »ewige Liebe« geschworen haben, kommt prompt die Antwort durch Erika: »Natürlich, das musste man doch!«

Auch heute werden ja viele Ehen vor dem Altar noch mit den Worten geschlossen »bis dass der Tod euch scheidet«. Bedenkt man, dass es den Tod gar nicht gibt, ist es nur folgerichtig, wenn diese Paare – ob sie wollen oder nicht! – in jeder Inkarnation immer wieder als Pärchen zusammenkommen werden. Vielleicht wollen ihre Seelen auch einmal die Beziehung Vater/Tochter, Mutter/Sohn, Schwester/Bruder oder Freund/Freundin leben und erleben, um zu lernen und sich weiterzuentwickeln. Sie sind jedoch durch ihren Liebesschwur oder durch die kirchliche Mahnung und Weisung auf Gedeih und Verderb miteinander verbunden, fast könnte man sagen aneinandergekettet.

Die meisten Klienten und auch deren Seelenanteile in Erika sind einverstanden mit meinem Angebot, die geistige Welt zu bitten, diese karmischen Bänder in Licht und mit Liebe zu durchtrennen, damit jede Seele frei und eigenständig ist und sich auch später immer wieder frei entscheiden kann, in welcher Verbindung sie noch einmal mit dem jetzigen Partner ein Leben eingehen wird. Einige Menschen möchten aber, dass alles so bleibt, wie es ist, und natürlich werden wir niemanden zum Gegenteil überreden, wie es uns generell fernliegt, einen Menschen beziehungsweise seine Seele von etwas überzeugen zu wollen, das nicht einsichtig ist und somit auch nicht frei-willig geschähe. Denn eines der größten Geschenke, das Gott uns mit auf den Weg in unsere Erdenleben gab, ist der freie Wille!

Übrigens geben die meisten der Klienten, bei denen wir solche karmischen Bänder mithilfe der geistigen Welt gelöst haben, nach einiger Zeit die Rückmeldung, dass sie und die betreffenden Partner eine neu gewonnene innere Freiheit deutlich spüren, dass es ihnen besser geht und sie viel offener und gelöster (!) aufeinander zugehen und miteinander umgehen können.

Körperliche und seelische Beschwerden lindern

Bei der Behandlung körperlicher und seelischer Beschwerden durch die Seelenführungsarbeit ist eine vorherige Diagnose nicht notwendig, auch bedarf es keiner genauen Schilderung der Symptome. Der Klient, der Hilfe braucht, sollte in der Sitzung anwesend sein; ist dies jemandem aus verschiedenen Gründen nicht möglich, reicht es aus, wenn wir ein Foto von ihm haben beziehungsweise wenn Name und Adresse auf einem Zettel notiert werden. Dann nimmt Erika entweder das Foto oder die Anschrift oder beides in die Hände, fällt in Trance, und die Heilungsarbeit kann in gleicher Weise wie sonst auch geschehen. Hier zeigt sich wieder sehr deutlich, dass alles auf der Welt und im Universum Schwingung und die Materie, auch unser Körper, nichts anderes als verdichtete Schwingung, verdichteter Geist ist.

Das Ziel unserer Arbeit heißt Heilung, das heißt heiler werden, dem Heil näher kommen und sich entwickeln. Nun verfalle man aber nicht dem Irrtum, die Hilfe komme von außen, also von Erika oder von mir. Medium und Therapeut können nur funktionale Hilfe leisten; diese löst aber nicht die Probleme des Klienten! Deshalb bitte ich während der Arbeit Ärzte und Heiler aus der geistigen Welt, uns zu helfen und mit uns zum Wohl des

Klienten und wie es in der jeweiligen Situation für ihn vorgesehen ist, zu arbeiten. Rück- und Seelenführungen können letztlich »nur« eine Beleuchtung der Zusammenhänge des Lebens sein. Dank ihrer lernt der Patient besser zu sehen, und seine Seele erkennt und wiedererkennt, was ihr helfen und was sie heilen kann.

Wie bereits erwähnt bitte ich gegen Ende einer Seelenführung (wenn der Seelenanteil durch den Weg im Jenseits also ganz heil geworden ist) diese Seele, einen Blick in den Körper des Klienten zu tun und zu schauen, ob dort etwas nicht in Ordnung ist und eventuell behandelt oder geheilt werden sollte. Es mutet jedes Mal wie ein Scannen des Körpers an, wenn der Seelenanteil den Klienten – stets vom Kopf abwärts – auf Ursachen von Beschwerden hinweist, und wir dann mithilfe der Energie aus der geistigen Welt Linderung herbeiführen können, oft auch Blockaden lösen dürfen und der Klient Tipps zur Weiterbehandlung seiner Krankheiten und im Umgang mit Kränkungen und so manchem Zipperlein erhält.

Kopf

Bei den meisten Menschen, die zu uns kommen, weist der Seelenanteil auf »ein großes Durcheinander«, auf »Unordnung« oder ein »Zuviel« in den Gedanken hin. Manchmal äußert die Seele auch sehr erstaunt, es würde oben aus dem Kopf des Klienten »rauchen«.

An dieser Stelle möchte ich noch einmal darauf hinweisen, dass bei unserer Arbeit die *Symbolik* eine große Rolle spielt; vieles wird in Bildern angedeutet oder es werden Analogien gebildet. Zum Beispiel hat ein Mensch, der sich immer wieder mit einer Sinusitis herumquält, offensichtlich von etwas oder von jemandem »die Nase voll«. Er sollte also die seelisch-geistigen Hintergründe seiner Beschwerden aufdecken und ändern, dann kann auch sein Körper wieder gesunden.

Herrscht ein Durcheinander der Gedanken im Kopf eines Klienten, bitte ich die geistigen Heiler mitzuhelfen, überflüssige Gedanken zu entfernen, alle Gedanken zu ordnen, die rechte mit der linken Gehirnhälfte zu harmonisieren und dem Klienten geistige Klarheit zukommen zu lassen.

Stets frage ich die Seele in Erika, ob die Heilhandlung Erfolg zeigt, und die Antworten lauten entweder »Ja, so ist es gut« oder »Nein, das reicht noch nicht aus« bis zu dem Hinweis, die jeweilige Übung verbunden mit einem Gebet um Hilfe von »oben« müsse vom Klienten selbst zu Hause des Öfteren noch wiederholt werden.

Ohren

Recht häufig werden wir von der Seele darauf hingewiesen, die Ohren einmal »durchzupusten«, weil der Klient vieles nicht richtig aufnimmt und einiges einfach nicht hören will.

Wir bitten um Öffnung der Ohren für richtiges Hören (auch Lauschen auf die innere Stimme) und weisen den Klienten darauf hin, dass es nicht von ungefähr heißt: »Wer nicht hören will, muss fühlen.« Bei stetem Verweigern von Ratschlägen und Hinweisen legt sich der Körper vielleicht eines Tages tatsächlich Ohrensausen, Ohrenschmerzen, einen Hörsturz oder Tinnitus zu, um seinen Besitzer noch vehementer auf das Symptom einer Lebensverweigerung aufmerksam zu machen.

(Louise L. Hay beschreibt in ihren Büchern ähnliche Analogien und deckt dort ausführlich die seelisch-geistigen Hintergründe verschiedener körperlicher Erkrankungen auf.*)

Schultern und Nacken

»Der Rucksack, den sie (er) trägt, ist viel zu schwer!« »Das sind alles Lasten, die er (sie) sich von anderen Menschen hat aufbürden lassen.« Hier wird sehr deutlich: Es sind eben nicht immer die anderen, die uns Qualen und Beschwerden verursachen, vielmehr wir selbst, weil wir sie zulassen, dem Gegenüber keine Grenzen setzen, uns nicht optimal schützen.

Während einer Verbindung zu ihrem verstorbenen Ehemann erhielt zum Beispiel eine Frau, die seit längerer Zeit ihre neunzigjährige Mutter pflegt und aufgrund

---

* Louise L. Hay: *Heile deinen Körper*, Lüchow, Stuttgart 2007

dieser Überforderung nervlich ziemlich am Ende ist, folgenden knallharten Hinweis: Wenn sie nicht lernte, die Arbeit zu delegieren, um sich ausreichend Zeit für sich selbst zu nehmen, würde der Riesenrucksack, den ihr Mann auf ihrem Rücken wahrnahm, sie erdrücken, und es könnte passieren, dass sie noch eher in die geistige Welt ginge als ihre Mutter!

Auf mein Nachfragen bei Nackenschmerzen erhalten wir sehr oft den Hinweis, dass die Ursache für Beschwerden in diesem Leben von einem vergangenen Leben herrühre (Genickbruch bei Stürzen, Erwürgen oder Erhängen). Dann bitten wir Engel darum, die Erinnerung an solche Geschehnisse aus dem Seelengedächtnis der Klienten herauszunehmen, damit sie im jetzigen Leben von diesen Traumata nicht weiter geplagt werden mögen.

Magen und Darm

Es ist auffallend, dass sich die Aussagen des Seelenanteils, wenn ich bitte, diese Regionen in Augenschein zu nehmen, fast immer auf »kleine Tierchen, die dort rumkrabbeln … und gar nicht dahin gehören« beziehen.

Wenn ich die Seele bitte, in den Namen *Helicobacter pylori* hineinzuhören und -zufühlen, kommt oft lachend die Antwort: »Das kenn' ich gar nicht, aber es stimmt … der Name ist so lustig, aber die Tierchen nicht, die müssen unbedingt raus aus dem Magen!« Neben einem Gebet um Heilung empfehlen wir den betreffenden Klienten natürlich, sich einer Reinigung durch Entgiftungs- und Entsäuerungsmaßnahmen zu unterziehen, und sich wegen der Bakterien oder der auch vorhandenen Pilze im Darm zur Behandlung an einen Arzt oder Heilpraktiker zu wenden.

Solarplexus

»An der Stelle ist eine eiserne Scheibe, die da nicht hingehört, denn sie lässt nichts rein und nichts raus, da ist alles verkrampft, bitte, nehmt unbedingt die Platte da weg!«

Für uns ist erschreckend, wie viele Menschen es gibt, die sich ihr Sonnengeflecht, das Zentrum ihrer intuitiven Kraft und der Sitz ihrer Lebensfreude, verbarrikadieren.

Angst ist dabei ein großes Thema. Angst wovor?, fragen wir uns dann immer wieder. Es ist beängstigend, wie viele Ängste der Mensch haben kann: Angst vor Krankheit, vor dem Sterben, vor dem Tod, vor anderen Menschen, vor Umweltgiften, vor Panikattacken, vor Inflation, vor dem Fliegen, vor der Arbeit und den Kollegen, Angst vor dem Älterwerden, vor Falten, vor Demenz und Alzheimer, vor dem Alleinsein, Angst vor Menschenansammlungen, vor Verlust, vor Not, Angst vor sich selbst, Angst vor dem Leben, vor der Liebe, Angst vor Strafe … Die Liste ließe sich noch unendlich lange weiterführen. Wenn man nun bedenkt, dass all diese inneren Nöte sich vor allem im Solarplexus, in der Mitte unseres Körpers manifestieren, wundert uns die oben genannte Aussage einer Seele in Erika nicht.

Wir bitten dann Ärzte und Heiler aus dem Jenseits zu helfen, die Platten und andere Begrenzungen beim Klienten zu entfernen, ihm eine große leuchtende Sonne als Symbol auf und um seinen Nabel herum zu legen und wirksam werden zu lassen. Wir geben alles an den Himmel ab mit der Bitte, für die Seele des Klienten zu sorgen.

Danach nehmen wir uns meistens viel Zeit, um uns über Lebenshilfen und Lebensfreuden aller Art auszutauschen. Wir spüren – und in solchen Situationen wird uns dies sehr klar –, dass der Mensch zwar in seiner Individualität einzigartig ist und sich vom anderen unterscheidet, aber ebenso deutlich ist zu spüren: Im Geist sind wir alle eins. Wir alle sind bedürftig, und so ermuntern und ermutigen wir uns gegenseitig, wir lachen viel, entspannen uns, trinken und essen etwas, beten auch, umarmen uns, sind ganz einfach guter Dinge. Dadurch werden die Schwingungen in und um uns erhöht, ein Wohlgefühl entsteht, wir können besser durchatmen, gehen aufrechter, bewegen uns leichter, nehmen unseren sonnengelb leuchtenden Solarplexus wahr und erkennen dankbar:

*»Einen Menschen zu lieben und ihm zu helfen,
heißt: ihn zu sich selbst zu führen.«*

H. HESSE

Knie

Wenn der Seelenanteil an den Beinen, den Füßen, besonders aber an den Knien bemerkt, dass dort etwas nicht in Ordnung ist – »… sie will nicht weitergehen, das muss aber sein, sonst werden die Beschwerden immer mehr« –, stellt sich meistens heraus, dass die Diagnose nicht Arthrose, Arthritis oder Meniskusschaden lautet. Probleme mit den Knien bedeuten sehr häufig, dass der Klient/die Klientin sich scheut – aus welchem Grund auch immer –, einen ganz bestimmten Weg zu gehen. Meist wissen die Menschen selbst sehr genau, um welche Richtungsänderung in ihrem Leben es sich handelt, und sind dann etwas beschämt über die Treffsicherheit, mit der ihr Seelenanteil das Problem benennt. Betroffen zeigen sie sich aber auch über ihr eigenes Zögern: Sie wissen ja um die Notwendigkeit, beispielsweise die Arbeitsstelle zu wechseln, den Partner zu verlassen, ihren Lebenswandel zu verändern, an einen anderen Ort zu ziehen oder ihr Verhalten umzustellen. Es zeigt sich hier wieder einmal mehr, für uns Menschen ist das *Insichgehen* offenbar die unbequemste Art der Fortbewegung!

In der Aura sichtbare
Befindlichkeitsstörungen beheben

Die menschliche Aura ist das Energiefeld, welches den physischen Körper umgibt. Sie ist dreidimensional und umgibt den Körper eines gesunden Menschen in einer elliptischen Form. Größe, Form, Farbe und Klarheit der Farben sind Faktoren, die Aufschluss geben können über bestimmte Aspekte der physischen, emotionalen, geistigen und spirituellen Gesundheit des Einzelnen. Dieses Energiefeld einer Aura, das sich um jegliche Materie herum befindet, kann durch die sogenannte *Kirlianfotografie* sichtbar gemacht werden.

Es gibt noch weitere Schichten und Energieebenen, die sich jedoch nicht so leicht fotografieren lassen; dies sind die Energiezonen im Menschen, die in enger Verbindung zum sogenannten Ätherkörper (ein dem irdischen Leib innewohnender übersinnlicher Zweitkörper) stehen. Diese feinstofflichen Schichten im Ätherkörper haben die Aufgabe, Energien in und um den Menschen herum aufzunehmen, zu speichern oder auszusenden. Hier macht sich ein Energieverlust, der sich später vielleicht in Form einer Krankheit äußern kann, zuerst bemerkbar: Alle bedeutenden Organzentren im physischen Körper werden nämlich in dieser Ätherschicht als Energiezentren reflektiert.

Es gibt Menschen, die die Aura und auch die Energie-felder des Ätherkörpers erfühlen können, andere wie-derum sehen die Aura, wieder andere versuchen, die Energien durch Fotografie sichtbar zu machen.

Innerhalb der Rück- und Seelenführungsarbeit mit Eri-ka wird den bereits geschwächten feinstofflichen Zent-ren durch Gebete und Schwingungen zusätzlich Energie zugeführt. Durch die Fähigkeit des jeweiligen Seelenan-teils in Erika, sowohl einen Blick in den physischen als auch in den ätherischen Körper der Klienten zu tun, kann vieles quasi als »Früherkennung« aufgedeckt bzw. geklärt und Symptome einer beginnenden Krankheit können gemildert oder sogar gänzlich zum Verschwinden ge-bracht werden.

Folgendes Beispiel zeigt auf, wie ein Trauma, eine emotionale Verletzung (in diesem Fall eine Verwünschung respektive ein Fluch) aus längst vergangener Zeit in der Gegenwart im feinstofflichen Bereich der Klientin nach-wirkt und sie nach längerer Zeit wahrscheinlich auch krank gemacht hätte.

Fatma

Vorinformation

Fatma R. ist 25 Jahre alt und kommt wegen folgender Probleme zu ihrer ersten Rückführung:

Seit etwa einem halben Jahr wacht sie regelmäßig nachts auf und wird von heftigem Frieren heimgesucht; sie zittert, die Zähne klappern, alles mutet an wie ein Schüttelfrost, geht dann aber in ein ganzkörperliches Vibrieren über, das sie unfähig macht, sich zu bewegen oder gar aufzustehen.

Fatmas Ehemann ist rührend um sie bemüht: Er legt seiner Frau eine Wärmflasche ins Bett, breitet kuschelige Wolldecken über sie und nimmt sie liebevoll in den Arm. Fatma fängt während solcher Attacken oftmals an zu »jaulen«, zu weinen, und es dauert Stunden, bis sie in den Armen ihres Mannes wieder einschlafen kann. Am nächsten Morgen sind sämtliche Symptome verschwunden, bis sie sich – im Abstand von circa drei bis vier Tagen – wiederholen.

Rein körperlich betrachtet ist Fatma eine gesunde, gut aussehende junge Frau. Außerdem ist sie freundlich und offen und wirkt vital und lebensbejahend. Fatma ist auf Empfehlung einer Freundin zu uns gekommen. Nun ist sie gespannt, ob und wie man ihr wohl helfen kann.

Rückführung

Maria ist zwölf Jahre alt und lebt in Spanien; sie hat noch sechs Geschwister. Ihre Eltern arbeiten in der Landwirtschaft, und auch die Kinder müssen beim Bewirtschaften der Felder kräftig mit anpacken. Maria mag diese grobe Arbeit gar nicht. Wenn sie die Wahl hätte, würde sie gern Schauspielerin werden. Aber das bleibt wohl nur ein Traum, und allmählich beginnt das Mädchen, die Landwirtschaft und alles, was damit zusammenhängt, zu hassen, selbst die Angehörigen ihrer Familie. Sie spürt den Drang, alles hinter sich zu lassen und einfach wegzulaufen, weg aus diesem ihr so verhassten Leben. Musik machen, ja, das würde ihr Freude bereiten, oder auch Bilder malen; am liebsten aber würde sie schauspielern.

Wir bitten Maria, sich doch einmal im Raum umzusehen und zu schauen, ob ihr dort etwas auffällt. Sofort erkennt sich Maria in Fatma, und wir bitten die geistigen Helfer, dem Mädchen ein Bild zu zeigen, auf dem sie klar erkennen kann, was mit ihr in dem damaligen Leben passiert ist, und Maria berichtet bereitwillig:

»Ich bin krank geworden, wurde ganz heiser, bekam einen roten Hals und hatte große Schmerzen.« Sie berichtet weiter, dass später noch Luftnot hinzukam und sie nicht mehr schlucken konnte. »Ich habe viel Medizin bekommen, aber nichts hat geholfen.« Ihr Krankenzimmer ist inzwischen voller Engel, und Maria bittet diese um Genesung, aber die Lichtwesen übermitteln ihr, sie seien gekommen, um sie abzuholen, da ihre Lebensaufgabe nun zu Ende sei.

Marias Beschwerden verschlimmern sich weiter, und eines Morgens erstickt sie und stirbt.

»Aber mein anderer Körper, der huscht einfach aus meinem Kopf raus«, und wir ergänzen: »Ja, das ist dein Seelenkörper, der ist unsterblich und hat jetzt keine Schmerzen mehr.«

Maria nickt bestätigend, und die Engel sagen ihr sehr deutlich: »Du hast jetzt mit dem kranken Körper dort in dem Bett nichts mehr zu tun.«

»Schade, aber ich sehe ja ein, dass ich in ihm nicht länger leben könnte. Als Schauspielerin braucht man nämlich einen gesunden Körper . . .«, bemerkt sie noch sehr nachdenklich.

Wir trösten sie: »Dein schauspielerisches Talent bleibt erhalten, Maria, auch wenn du, deine Seele, den Erdenkörper verlassen hast.

Du wirst dich eines Tages – vielleicht auch in einem anderen Leben – ganz sicher wieder daran erinnern. Dann kannst du deine Begabung weiterentwickeln, wenn du magst.«

Maria ist damit zufrieden.

Nun erklären wir ihr, dass Fatma, als die sie sich vorher ja schon erkannt hatte, Probleme hat und bitten das Mädchen, einen Blick in Fatmas Körper zu werfen und zu schauen, ob dort etwas nicht in Ordnung ist. Erschrocken erklärt der Seelenanteil, dass sich eine Schicht unmittelbar um und in dem Körper befindet, die ganz schwarz ist und Fatmas Körper einschließt, ihn abgrenzt und so vom Einfluss irgendwelcher Energien abhält. Woher oder wie es zu dieser dunklen Schicht kommt, vermag Maria jedoch nicht zu erkennen. So bitten wir die Engel um Klärung. Kurz darauf fährt die Seele fort: »Sie hat keine Möglichkeit, wirklich frei zu sein. Sie ist wie gefangen, und menschliche Wärme kann sie nicht tief erreichen, auch kann sie selbst diese nicht so recht abgeben … außerdem will jemand aus einem anderen früheren Leben nicht, dass sie das, was ihre Seele im Laufe ihres Lebens gelernt hat, weitergibt …«

»Wer war dieser Jemand?«, fragen wir gespannt.

»Er war in dem anderen Leben ihr Mann. Das war in Italien. Sie waren ein Ehepaar, und der Mann liebte und begehrte seine Frau (die damals Angela hieß) sehr. Eines Tages sprach er besitzergreifend eine Verwünschung aus im Sinne von: ›Dich soll kein anderer Mann je wirklich bekommen!‹ Seither ist Fatma so schwarz eingekerkert.«

Spontan denken wir natürlich sofort an eine mögliche karmische Verbindung mit ihrem jetzigen Ehemann Kai, der neben ihr sitzt, aber der Seelenanteil verneint diese Vermutung. Dann stellt sich Fatma ihren heutigen Sohn Adnan vor, und es kommt ans Licht: Er war – damals in Italien – ihr Mann!

Immer wieder ist man betroffen von karmischen Verknüpfungen

dieser Art, obwohl wir inzwischen wissen, dass Menschen häufig mit denselben Personen wieder in einem Leben zusammenkommen, jeweils in anderen Konstellationen und um die vielfältigen und gegensätzlichen Aspekte des Lebens kennenzulernen und daran zu wachsen.

Mit einem großen Gebet bitten wir die geistige Welt um die Auflösung der Verwünschung von damals: Wir bitten darum, dass die schwarze Hülle um Fatma verschwindet, und wir beten auch für die Seele des ehemaligen Mannes, der heute Fatmas Sohn ist. Wir tragen der geistigen Welt an, das karmische Band zwischen beiden mit Licht und in Liebe zu durchtrennen, dem damaligen Ehemann zu verzeihen, damit auch seine Seele loslassen und heil werden kann. Auch beten wir für den kleinen Adnan. Die Engel mögen die Erinnerung an den damals ausgesprochenen Fluch aus seinem Seelengedächtnis löschen, um frei und gelöst die Liebe seiner Mutter annehmen und ihr seine Liebe geben zu können.

Wir warten. Nach einer Weile sieht der Seelenanteil in Erika, wie sich die schwarze Farbe in und um Fatmas Körper in ein strahlendes Blau (die Farbe der Heilung) umwandelt. Das Blau ist durchlässig und leuchtet strahlend und ganz intensiv. Außerdem erblickt Maria um Fatma herum eine Schlange, die weibliche Lebensenergie als ihr Schutztier.

Wir sind erleichtert und wünschen Fatma, ihrem jetzigen Mann und ihrem Sohn alles Gute, Wohlergehen und eine freundliche und liebevolle Verbindung zueinander.

Der nachfolgenden Wiedervereinigung von Maria mit Fatma stimmen beide begierig zu, wobei Maria noch verspricht, in Zukunft darauf aufzupassen, »dass nichts Dunkles mehr in Fatma hineinkriechen kann.«

Licht und Liebe für die gesamte Familie!

Beim Abschied geben wir der Familie noch den Rat, nicht viel über den Inhalt und den Verlauf unserer Arbeit zu reden oder zu diskutieren, sondern alles einfach wirken zu lassen, zu beten und zu warten, damit alles gut werden kann, in der Weise, wie es für alle vorgesehen ist.

Rückmeldung

Bereits zwei Wochen nach der Sitzung ruft Fatma bei mir an und ist begeistert: »Alle Symptome sind seit der Befragung über Erika wie ›ausgepustet‹. Ich bin ja so froh. Danke!«

»Wie schön für dich, Fatma, aber danke nicht nur uns, sondern gib den Dank vielmehr nach oben weiter!«

Bei dieser Seelenführung über Erika ist uns wieder einmal mehr deutlich geworden, dass jeder Mensch letztlich alles Wissen und alle Hilfe für sich in sich selbst trägt, denn wenn man es genau nimmt: Es hat sich ein kleiner Aspekt aus Fatmas Seele als Maria in Erika eingefunden, um beleuchtet und befragt zu werden, durch Klärung und mithilfe der geistigen Welt zu gesunden und dann wieder in Fatma hineinzugehen, um dort heilend weiterzuwirken.

Fremdenergien aufspüren und ins Licht schicken

Fremdenergien (allgemein auch als *Geister* bezeichnet) sind spirituelle Wesen in ihrem feinstofflichen Körper. Diese Wesen können nach ihrer Existenz und dem Tod als Mensch weder einen neuen grobstofflichen Körper annehmen, noch sind sie in der Lage, in ihren früheren physischen Körper zurückzukehren oder in höherdimensionale Bereiche aufzusteigen. Es sind Seelen, häufig auch nur Anteile von Seelen, die umherirren und oft nicht wissen, was sie tun sollen, und in ihrer feinstofflichen Sphäre quasi gefangen sind.

Einige solcher Geister haben die Fähigkeiten, sich bei bestimmten Menschen ihrer Wahl sichtbar zu machen, diese zu erschrecken und beispielsweise mit Spuken ihr Missfallen zu äußern, sie zu foppen oder ihnen im Traum eine Nachricht zu übermitteln.

Es gibt auch Seelen, die nicht in der Lage oder nicht Willens sind, ihr »Totsein« zu erkennen. Nach einem plötzlichen Unfalltod, bei Selbstmord, Mord oder einem Tod im Rauschzustand zeigen die Wesen sich sehr verstört, begreifen nicht, dass sie nicht mehr gehört oder gesehen werden und meist keine Beachtung mehr aus ihrer bekannten Umgebung erhalten. Bemerkbar machen wollen sich diese Geister in ihrer Verwirrtheit und

Ratlosigkeit, indem sie in ihrem ehemaligen Zuhause umherspuken und mit Albträumen, Stimmen und Geräuschen oder auch durch das Bewegen von Gegenständen die ehemaligen Angehörigen und Freunde in ihrem Leben stören.

Es gibt noch viele andere Gründe, warum manche Geister an bestimmte Personen oder an bestimmte Orte jahr- und jahrzehntelang wie gefesselt sind.

Eine weitere Form, wie Geister Verstorbener auf das Dasein eines Lebenden einwirken können, ist die sogenannte *Besessenheit*. Dabei nehmen boshafte, oft rachsüchtige oder neidische Geister völlig ohne unser Mitwissen auf unser Leben Einfluss. Diese Beeinflussung findet auf der feinstofflichen Ebene der Gedanken- und Gefühlswelt statt. Meist merkt das »Opfer« gar nicht, dass es unter dem Diktat dieses fremden Geistes steht, sondern hält alle Ideen und Eingebungen für seine eigenen. Eher stellen Angehörige oder Freunde die seltsamen Veränderungen im Wesen, Aussehen und Reden fest.

Diese feindseligen Geister, denen wir wahrscheinlich in diesem oder in einem früheren Leben Unrecht getan haben oder die wir verletzt oder betrogen haben, rächen sich jetzt an uns, indem sie uns Schaden zufügen durch Krankheit, Misserfolg, Aggression oder Depression.

Wann nun haben solche Besetzer die besten Möglichkeiten, sich bei und in uns einzunisten? Es sind zunächst die vielfältigen, das Bewusstsein trübenden Rauschzustände, die sich den Besuchern als Chance bieten, aber

auch während einer Narkose, in allgemeinen Schwäche-
zuständen und natürlich bei einer Ohnmacht ist die Ge-
legenheit »günstig«.

Zu beliebten Aufenthaltsorten solcher Geistwesen, die
sich an andere Mitmenschen hängen wollen, gehören
dunkle, unsaubere Orte und auch Plätze der Zwietracht,
des Zankes und Streits.

Gott sei Dank gibt es mehrere wunderbare Möglichkeiten und Rituale, uns vor den ungeliebten Gästen zu
schützen, indem wir sie ins Licht schicken und uns damit von ihnen und sie selbst von ihrer Abhängigkeit und
ihrem Unglücklichsein befreien. Dazu gehören beispielsweise:

- Kerzenlicht,
- Gebete,
- visualisierte Lichtsäulen oder Lichtkugeln,
- Gesänge und geistliche Musik,
- Engel- und Marienbilder,
- Christusdarstellungen und Kreuze,
- Heilsteine,
- eine aufgeschlagene Bibel,
- Weihrauch- oder Salbeidüfte.

Inga

Vorinformation

Ein Ehepaar berichtet uns von seiner elfjährigen Enkelin Inga, die sich – seiner Meinung nach – in den letzten Monaten, vielleicht auch schon Jahren, sehr verändert hat: Sie sei aggressiv, frech und stets schlecht gelaunt, und dies hätte Auswirkungen auf das gesamte Familienleben und auf ihre schulischen Leistungen. Freundschaften mit anderen Kindern pflege sie überhaupt nicht mehr; sie zöge sich zurück und wäre beängstigend mürrisch und eigenbrötlerisch, manchmal richtig bösartig.

Kontakt zu einem boshaften Geist

Die Klientin hat ein Foto ihrer Enkelin mitgebracht. Erika könnte nun dieses Foto in die Hand nehmen und in Trance gehen, damit sich ein Seelenanteil aus einem vergangenen Leben des Mädchens in Erika einfände, aber: Erika spürt schon beim Anschauen des Bildes, dass es sich in diesem Fall offenbar um eine sehr unangenehme Fremdenergie in dem Kind handelt. Da diese Wesen oftmals äußerst aggressiv sein können, um sich schlagen und mich als ihren Gesprächspartner (den sie ja gar nicht wollen) auch tätlich angreifen, aber vor allem auch Erika körperlich sehr zusetzen, entscheidet diese sich, in diesem Fall in einer Halbtrance zu bleiben. Dabei spürt sie zwar einerseits in sich das Wesen mit all seiner Aggressivität, kann aber andererseits ihr eigenes Bewusstsein noch steuern und ihren Willen einsetzen.

Die Sitzung beginnt. Erikas Gesichtsausdruck verändert sich sofort: Grimmig und mit verzerrten Gesichtszügen schreit sie (das Wesen in ihr) mich an: »Was willst du? Hau ab! Was soll ich überhaupt hier?«

Ich weise auf das Foto in Erikas Händen: »Was hat das Mädchen dir getan, dass du sie so verfolgst und quälst?«

»Das geht dich einen Scheißdreck an!« Erikas Gesicht wird rot vor Wut, sie zittert am ganzen Körper, dann will sie auf mich losgehen.

Sofort reagieren die Großeltern und ich: Wir bitten die geistige Welt um Unterstützung und beten … das Wesen wird noch wütender: »Aufhören, haha, ihr glaubt wohl … so ein Quatsch … beten!«

Wir beten weiter, außerdem legt die Oma noch eine CD mit Vaterunser-Vertonungen auf. Das Wesen in Erika fuchtelt mit den Armen, schlägt mit der Faust auf den Tisch und kommt mir dann bedrohlich nahe. Mein Herz rast: »Lass doch von dem Mädchen ab! Du als gestandenes Mannsbild vergreifst dich an so einem jungen Kind, schäm dich!«

Und ich habe es geahnt: Das Wesen tobt jetzt, schreit mich an, Erika zittert furchtbar, ich habe richtig Angst um sie und ihre Gesundheit. Da sagt Erika (die Stimme ist jetzt ihre eigene): »Holt *das* … unten auf dem Tisch … los, holt *das*, schnell!«

Wir schauen uns verzweifelt an. Was meint sie? Wir bücken uns und suchen unter dem Tisch. Nichts! Was meint sie bloß?

»Nein, nein … *unten* auf dem Tisch, schnell …« Erikas Zustand ist beängstigend, ich weiß mir keinen Rat mehr. Was meint sie nur?

Da – endlich! Ein Impuls wird mir eingegeben und ich renne ins Untergeschoss, dorthin, wo wir sonst unsere spirituelle Arbeit durchführen, und sehe es sofort: Das kleine Kruzifix auf dem Tisch, wir hatten es am Tag zuvor für einen anderen Klienten benötigt. Es springt mich geradezu an! Ich ergreife es und renne so schnell ich kann wieder nach oben, reiche es Erika und sofort nimmt sie das Bild des Mädchens, legt es förmlich in die Arme Jesu … beides liegt auf dem Tisch, ganz dicht beieinander.

Atemlose Stille, wir warten …

Erika wird ruhiger und ruhiger … und wo ist jetzt das Wesen?

»Er ist weg, Gott sei Dank, ich glaube, das mach ich nie wieder, ich hatte das Gefühl, dir, Heike, an die Kehle gehen zu müssen, furchtbar … und das Wort *Kruzifix* hätte ich nicht aussprechen dürfen, sonst wären wir, glaube ich, hier nicht heil aus der Sache rausgekommen.«

Wir sind alle schweißgebadet und zittern noch. Nach einer Weile bin ich in der Lage, ein Dankgebet zu sprechen; wir weinen, sind so erleichtert, dass alles gut gegangen ist … erstmal … und das Mädchen?

Wir begeben uns gemeinsam in die kleine Kapelle, die bei den Großeltern im Garten steht. Dort singen wir für Inga immer wieder und immer freudiger ein spontan umgedichtetes Lied: »Wir tragen zu Inga dies Licht, sagen dir ›Fürchte dich nicht!‹ Gott hat dich lieb, Ingalein, sieh auf des Lichtes Schein.« Und nach jeder Strophe zünden wir noch eine weitere Kerze für Ingas Heilung an.

Es ist inzwischen Abend geworden. Ich bitte die Großeltern, die Lichter über Nacht möglichst brennen zu lassen, und dann frage ich sie spontan nach einer Bibel. Sie bringen mir ein altes, vergilbtes Exemplar. Ich schlage die Bibel auf und lege sie neben das Foto des Mädchens, neben dem noch immer Jesus schützend wacht.

Ich weiß, dass auch das geschriebene Wort Energien birgt und freigibt, die wirken können …

Wir verlassen die Kapelle. Als ich am nächsten Morgen die Großeltern nach ihrem Befinden frage, sagt der Opa: »Ich war heute Nacht noch mehrmals in der Kapelle … auch wegen der brennenden Kerzen, und heute Morgen schaue ich, an welcher Stelle die Bibel aufgeschlagen ist … und … na ja, du bist wohl sehr bibelfest und weißt genau, wo alles steht, Heike?«

»Ich? Nein, wieso …?«

»Na, dann geh mal in die Kapelle und schau, was du gestern Abend aufgeschlagen hast!«

Ich begebe mich gemeinsam mit Erika in die Kapelle, ergreife die offene Bibel und sehe auf der rechten Seite die fettgedruckte Überschrift **Jesus treibt den Teufel aus …**

Die Energie dieses Textes hat die ganze Nacht über weiterwirken können, welch ein »Zufall«! (Was wären wir ohne die zuverlässigen Hilfen aus der geistigen Welt.)

Rückmeldung

Mehrere Monate später erkundige ich mich bei den Großeltern nach Ingas Befinden: Sie kommt Oma und Opa nun öfter als früher besuchen, ist viel freundlicher geworden, auch die schulischen Leistungen haben sich gebessert. Inga ist wieder ganz sie selbst, ohne einen unangenehmen Besucher, der sie beeinflusst und belästigt.

Ich bitte noch darum, dass zahlreiche Schutzengel Inga weiterhin umgeben und die geistigen Helfer ihr in allem zur Seite stehen mögen. Aber wir bitten auch für das zornige Wesen. Möge es Hilfe von »oben« erhalten, um seinen Weg und seine eigentliche Aufgabe zu finden.

Anmerkung

Ich bin nach wie vor der Meinung, dass auch diese Wesen in irgendeiner Weise Leidende sind. Von Maßnahmen, wie sie die katholische Kirche bis heute in Exorzismus-Ritualen ausübt, halte ich überhaupt nichts, weil man dabei Körper und Seele gleichermaßen wehtut und letztlich nichts bewirkt. Deshalb halte ich mich an das, was uns in Markus 9,29 überliefert ist. Jesus sagt hier über die Geister: »Diese Art kann durch nichts ausfahren als durch *Beten*.«

Ähnlich wie diese »Besucher«, die sich an Menschen hängen, in sie eindringen und Teile ihrer Persönlichkeit mit Beschlag belegen, gibt es Energien und Wesen, die auch Gerätschaften, Gebäude oder Grund und Boden besetzt halten und nicht abgeben wollen oder können.

Beim Phänomen des Spukens lässt sich etwas erahnen von den Aktivitäten solcher unerlösten Seelen. Während diese Art des Sich-bemerkbar-Machens meist noch verhältnismäßig harmlos anmutet, können Wesen, die oft seit Jahrhunderten Plätze oder Gebäude besetzt halten, deren gegenwärtige Bewohner extrem belästigen und auch schädigen: Krankheiten, Unfälle, eine »vergiftete Atmosphäre« innerhalb der Familie oder der Verlust von Geld oder Arbeit und vieles mehr können verzweifelte Versuche der damaligen Besitzer oder Bewohner sein, den heutigen, mit denen meist eine karmische Verbindung besteht, den Garaus zu machen.

Bezüglich dieses Bereichs der Inbesitznahme durch geisterhafte Wesen sind wiederum Gebete am hilfreichsten. Aber auch ehrliche und wohlwollende Erklärungen vonseiten der Begleiterin können den Seelen von damals helfen, ihnen die jeweiligen Zusammenhänge einsichtig zu machen.

Danach kommt es zur allmählichen Auflösung von Verstrickungen durch Hass, Neid, Verwünschung oder Fluch, und es kann sich eine Erlösungsarbeit von großer Weite und intensiver Reinigung und Heilung entwickeln.

Der Fall Kiran

Vorinformation

Vor längerer Zeit kam ein junges Ehepaar zu uns und erbat Hilfe für sich und sein Heim.

Vor etwa drei Jahren haben die Eheleute ein circa 1000 Quadratmeter großes Grundstück in herrlicher Lage erworben und ihr Haus darauf erbaut. Inzwischen ist es nach ihren Wünschen vollständig und gemütlich eingerichtet, und auch Zier- und Nutzgarten um das Gebäude herum sind angelegt.

Es könnte alles wunderschön sein, wenn da nicht – eigentlich schon seitdem sie eingezogen sind – mit der Dämmerung am Abend bis in die späte Nacht hinein, seltsame Geräusche zu hören wären: Es knarrt, klopft, klappert, und manchmal sind auch so etwas wie Schritte oder Schleichen zu hören. Die Ehefrau fasst die Situation in dem Satz zusammen: »Man hat einfach das Gefühl, nicht allein zu sein.«

»Außerdem«, ergänzt der Ehemann, »bekommen wir keine richtige Wärme und Behaglichkeit in unser Haus hinein.« Die beiden haben drei »kalte Stellen« im Haus ausgemacht, die ihnen regelrecht Kraft entziehen: »Die erste Kälte, die einem entgegenschlägt, ist direkt im Eingangsbereich. Dieser führt dann zur Küche, und auch dort gibt es eine zwei Quadratmeter große Stelle, die sich äußerst kühl und ungemütlich anfühlt. Der dritte suspekte Ort ist der untere Teil der Treppe, über die man ins Obergeschoss gelangt.«

»Wir spinnen nicht«, wehren die Eheleute sofort ab. »Die Kälte spüren nämlich auch Freunde und Bekannte, die uns besuchen. Auch sie nehmen eine undefinierbare Ungemütlichkeit wahr, wobei sie stets betonen, dass die nichts mit uns persönlich zu tun habe, sondern wirklich die ›Hausatmosphäre‹ betreffe.

Eine weitere seltsame Sache ist folgende: Obwohl wir beide und auch unser Sohn Pflanzen sehr lieben – alle Zimmer sind voll damit – und wir äußerst pfleglich mit ihnen umgehen und auf sie achten, geht uns fast alles immer wieder ein, scheint einfach nicht richtig leben zu wollen.«

Die Familie war oft derart niedergeschlagen, dass sie tatsächlich überlegt hat, das Haus zu verkaufen und aus der Gegend wegzuziehen.

Seelenführung

Der Ehemann nimmt neben Erika Platz und gibt ihr einen gefalteten Zettel mit folgender Frage darauf: »Welche Energien liegen auf unserem Grundstück?«, und außerdem die genaue Adresse und den Namen der Besitzer.

Erika kennt die Frage nicht. Sie nimmt den Zettel in ihre linke Hand, fällt in Trance und wir fragen nach dem Namen der Seele, die sich nach ein paar Sekunden in ihr einfindet. Aber das Wesen in Erika will nicht mit uns sprechen, weigert sich zunächst auch, seinen Namen zu nennen. Ein »Besetzer«?

Wir berichten dem Wesen nun von den Nöten der jungen Familie auf besagtem Grundstück, und schon erhellt sich die Problematik: Das Wesen heißt Adolf und schimpft: »Das interessiert mich alles nicht! Alle, die auf das Grundstück wollen, müssen weg. Wir leben hier. Das ist unser Grund und Boden, da haben andere nichts zu suchen. Es ist unser Zuhause.«

»Wer sind denn ›wir‹, wer seid ihr denn, oder wie viele seid ihr?«

Die Seele wird gleich etwas freundlicher und gesprächiger: »Wir sind fünf.«

»Sind die anderen vier deine Brüder?«

»Nein, nicht alle, aber ich bin so etwas wie ihr großer Bruder. Ich trage die Verantwortung. Wir sind schon sehr lange hier und passen auf, dass kein anderer an diesem Ort richtig leben kann. Wir helfen nach, kann man so sagen, wenn die Leute von allein nicht wieder weggehen wollen.«

»Wie … nachhelfen?«

»Na ja, durch Unfälle oder Krankheiten haben wir bisher ›geholfen‹, dass alle wieder gegangen sind und der Platz nur uns gehört.«

Wir lenken ab: »Wie heißen denn deine Mitbewohner eigentlich?«

Adolf zutraulicher: »Da ist noch Paul, dann Heinrich, Gottfried und Siegfried.«

»Schöne Namen habt ihr, Adolf, aber sag mal, warum wollt ihr denn auf diesem Grundstück bleiben?«

»Warum? Na, ihr seid gut, weil wir hier schon immer waren, wir müssen hier aufpassen.«

»Welches Jahr schreibt ihr, Adolf?«

»… so um 1600 … Aber die Leute, die jetzt hier wohnen wollen, hätten uns fragen müssen. Sie haben sich einfach an unserem Ort niedergelassen, eine Frechheit ist das! Sie hätten uns vorher um Erlaubnis bitten müssen.«

»Ja, da hast du wohl Recht …«

»Natürlich hab ich Recht! Wisst ihr das denn nicht? Wissen denn die Leute nicht, dass sie nicht einfach so … so dreist sich auf unserem Grund und Boden niederlassen können? Die Leute sind wohl dumm … das weiß man doch!«

Wir schauen zum Ehemann hinüber, der sehr betroffen dreinschaut und sich schließlich an Adolf wendet:

»Ich bitte vielmals um Entschuldigung, dass ich euch nicht gefragt habe, bevor ich mich mit meiner Familie auf eurem Grundstück niederließ. Aber ich wusste es nicht, ich wusste es wirklich nicht. Bitte, entschuldigt …«

»Na gut, so ist das schon besser.«

»Na, siehst du Adolf, aber sag mal, ihr fünf seid nun schon so lange auf dem Grundstück – fast vierhundert Jahre – wollt ihr nicht endlich nach Hause in die geistige Welt gehen?«

»Wir sind *hier* zu Hause!«

»Ihr *wart* dort zu Hause, in der Zeit um 1600. Irgendetwas hat euch festgehalten. Eure Körper habt ihr nämlich längst verlassen. Ihr fünf bewegt euch in euren Seelenkörpern, die noch auf dem Grundstück herumirren, schau mal genau hin!«

Stille …

»Wir sind hier nicht nur fünf *Seelen*«, flüstert Adolf, »hier leben Hunderte, Tausende solcher Wesen in dieser Gegend.«

Lähmende Stille … Dann tippen wir uns erkennend an die Stirn: »Natürlich, um 1600, es war Krieg damals … der Dreißigjährige Krieg hat getobt … dort in der Gegend … die Schlacht von Lutter am Barenberge … ganz in der Nähe, natürlich … Tausende von Menschen wurden getötet. Viele von ihnen sind damals sicherlich ins Licht gegangen; euch aber hat man wohl vergessen … O, lieber Adolf, wir möchten so gerne helfen, damit auch ihr ins Licht gelangt, wo die Engel sind und alle anderen, die euch im Himmel schon erwarten.«

»Alle erschlagen …« (Die Seele ist sehr traurig und sackt etwas in sich zusammen.)

»Dürfen wir für euch fünf beten, Adolf?«

»Da muss ich erst die anderen fragen.« Es ist einen Moment still, dann »sie sind einverstanden, nur Paul nicht, aber der ist wie ein Kind, für den muss ich immer bestimmen und entscheiden.«

»Gut so!«, und dann sprechen wir ein Gebet: Für alle Krieger auf diesen Schlachtfeldern erbitten wir Licht, Liebe, Heilung, Loslösung und Erlösung.

»Das war gut, sehr gut war das … aber wir haben solche Angst …«

Und noch einmal beten wir für die fünf Seelen, dass sie loslassen mögen, um nach so langer Zeit endlich ins Jenseits zu gelangen.

»… und die vielen anderen, die hier noch sind, können die auch mit ins Licht gehen?«

Wir sind sehr angerührt ob des so großen Mitgefühls der Seele in Erika.

»Aber sicher, lieber Adolf. Das ist ein wunderbarer Vorschlag von dir … dass du an alle gedacht hast! Sie sollen mithilfe der Engel, die euch allesamt begleiten, in den Himmel gehen, wo ihr gewiss glorreich empfangen werdet; ihr habt dann keine Erinnerung an eure Schmerzen mehr, seid endlich zu Hause und könnt dort in Frieden leben.«

»Aber wie soll das gehen … doch, warte mal, da sehe ich schon was … alle werden in Lichtkugeln eingehüllt und schweben aufwärts … so viele Lichtkugeln, wunderschön, wie sie strahlen … ja, geht nur, fliegt nur … das ist gut, das ist sehr gut!«

»Und für dich, lieber Adolf, erbitten wir die größte Lichtkugel; du hast sie verdient, jetzt geh auch du … geht alle ins Licht!«

Wir visualisieren viele große Lichtsäulen, um den Seelen zu helfen, noch leichter ins Jenseits zu gelangen.

Adolf flüstert noch: »Angst ist das Schlimmste … wirklich.«

»Ja, aber du bist nun davon erlöst, geh jetzt.«

»Es ist warm und sehr schön in der Lichtkugel, der Ballon ist riesig, wirklich, danke, und ich bin auch endlich die Verantwortung für die anderen los … wunderbar, leicht … ich gehe, ich schwebe … und entschuldigt, dass ich anfangs so ruppig zu euch war.«

»Es ist gut, Adolf. Du bist jetzt frei, wir danken dir, denn jetzt ist auch das Grundstück frei für die neuen Bewohner. Danke!«

Abschließend bitten wir noch für Mutter Erde, für das große Gebiet, auf dem vor etwa vierhundert Jahren Krieger gefallen und getötet worden sind; wir bitten um die Reinigung von Blut, Schweiß und Exkrementen: »Die Beschmutzungen und Verletzungen seien aufgelöst. Großen Dank an Gott, dass es an der verwundeten Stelle der Erde wieder wachsen, blühen und gedeihen darf. Segne unsere Erde, die Menschen, alle Tiere, Pflanzen und Mineralien. Amen.«

Wir haben mit dieser Rückschau in die Problematik eines früheren Lebens nicht nur das Grundstück der jungen Familie, sondern auch darum herum ein riesiges Areal gereinigt und Tausende Seelen von damals erlöst und ins Licht schicken dürfen. Ein gutes Gefühl!

Alle staunen über die Intensität und die Dimension dieser spirituellen Arbeit, wobei wieder einmal klar wird, wie dicht alles auf der Welt miteinander verwoben sein kann, wie eben alle und alles Teile des großen Ganzen sind.

Als Erika aus der Trance erwacht, lacht sie und sagt: »So viele bunte Blumen mitten in einem Gemüsebeet, das habe ich noch nie gesehen! Was soll das bloß bedeuten?« Und nachdem wir ihr die ganze Geschichte erzählt haben, meint sie: »Na, da bin ich aber wirklich gespannt, was sich auf dem Grundstück und im Haus der Familie tun wird.«

Rückmeldung

Und es dauert nicht lange, da erhalten wir die Rückmeldung des Ehemanns, dass die Unannehmlichkeiten im Haus gänzlich verschwunden sind, drinnen wie draußen alle Pflanzen wieder wachsen und überhaupt – die ganze Familie gut gedeiht! Als Dank nach »oben« hat die Familie *fünf* große Sonnenblumen in den Vorgarten gepflanzt.

Mit Verstorbenen in Verbindung treten

Neben der Fähigkeit, während einer Seelenführung dem Seelenanteil eines Klienten ihren Körper zur Verfügung zu stellen, hat das Medium Erika noch eine weitere wundervolle Begabung, nämlich die, als Verbindungskanal zur geistigen Welt zu fungieren und sogenannten Verstorbenen einen Kontakt zu ihren Lieben auf der Erde zu ermöglichen. Diese Art der medialen Arbeit vollzog sie anfangs in Halbtrance, das heißt Erika gelangte in einen Wach-Schlaf-Zustand. Sie konnte dabei alles, was durch sie »kam«, wer immer sich durch sie meldete, stets selbst mithören und verfolgen.

Nach einer Zeit sehr erfolgreicher Verbindungen dieser Art ergaben sich aber manchmal – leider für alle Beteiligten – sehr unbefriedigende Verbindungen zwischen Himmel und Erde. Erika entschied sich deshalb, für diese Arbeitsweise nicht mehr zur Verfügung zu stehen. Verständlich, denn bei der medialen Arbeit dieser Art ist es so, dass aus der geistigen Welt die kommen, die kommen *wollen,* und nicht die, die kommen *sollen.* Es gibt jedoch Klienten, die durch ihre maßlosen Forderungen und bloße Neugier die Wesen im Jenseits erschrecken, maßregeln oder – was ebenfalls vorgekommen ist – sie durch die eigene Verschlossenheit ihres Herzens regelrecht wegjagen. Dies kann dazu führen, dass einige der Verstorbenen sich gar nicht bereit erklären möchten, Kontakt zu den »Hinterbliebenen« aufzunehmen.

Wenn zum Beispiel ein Klient unbedingt seinen Vater »sprechen« will, nur um zu erfahren, in welchem Versteck sich Tantes Testament befindet, oder eine Frau zu uns kommt, die weiß, dass ihr Mann sie betrügt, und nun von der Großmutter in der geistigen Welt wissen will, wer diese Rivalin ist, dann ist dies inakzeptabel. Wir sagen diesen Menschen deutlich, dass sie mit ihren Anliegen bei uns auf jeden Fall an der falschen Adresse sind.

Oft aber liegt der Grund, weshalb keine Nähe entsteht, auch darin begründet, dass der Klient selbst sehr verschlossen ist, sich innerlich vielleicht sogar von der medialen Arbeit distanziert. Oder wenn schon zu Lebzeiten auf der Erde keine offene und ehrliche Beziehung zwischen den Menschen bestand, so wird auch bei einem Kontakt durch ein Medium die Begegnung nicht besonders vertrauensvoll und harmonisch verlaufen. Dann ist es zäh und schwierig, eine für alle Beteiligten befriedigende Arbeit zu leisten.

Bei der vielfältigen spirituellen Arbeit, die wir durchführen, stellt sich immer wieder heraus – und ich werde nicht müde, dies zu betonen –, dass es *die Absicht im Herzen* eines jeden Menschen ist, die den Ausschlag dafür gibt, ob Liebe gelingt; und diese Liebe schließt dann Vertrauen, Verzeihen und Loslassen, Mitgefühl, Wohlwollen, Gefühle von Geborgenheit und Angenommensein sowie Ruhe und Gelassenheit mit ein.

Da beim Misslingen einer Verbindung zwischen »oben« und »unten« die Klienten ihre Gefühle der Enttäuschung, des Zorns, auch der Aggression oftmals direkt auf Erika (als vermeintlichem Wunderwesen) richten und Erika diese Schwingungen auch sehr deutlich spürt, bat sie mich – wie bereits erwähnt – vor einiger Zeit, keine solchen Kontakte mehr herstellen zu *müssen*. Da ich zuvor ja all die vielen gelungenen und wunderbaren Gespräche zwischen Himmel und Erde miterlebt hatte und deshalb auch viele von ihnen in meinem Buch *Bitte, melde Dich! Nachrichten aus dem Jenseits* veröffentlicht habe, war ich natürlich traurig über Erikas Entscheidung, konnte sie aber durchaus verstehen.

Und wieder einmal kam uns da der Himmel zu Hilfe: Während einer Seelenführung, die sehr harmonisch verlief, fragte der Klient mich spontan, ob es vielleicht möglich sei, einmal nach dem Befinden seines verstorbenen Vaters im Jenseits zu fragen. Ich zögerte nicht lange, bat um Erlaubnis und Hilfe von »oben« und fragte Erika (die sich nach wie vor in Trance befand) nach dem Vater.

Und … wir gerieten wieder einmal mehr ins Staunen! Erikas Gesichtszüge und die leisen Bewegungen ihres Körpers zeigten ganz deutlich, dass der Seelenanteil, der sich von der Rückführung her noch in ihr befand, beiseiteging, und in Erikas Körper ein anderer Bereich wie ein Kanal geöffnet wurde, durch den sie mit dem Verstorbenen im Jenseits kommunizieren konnte. Toll! So hat der Himmel geholfen, die wunderbare Kontaktarbeit – ohne Belastung für Erika – zum Wohle aller fortsetzen zu können.

Wenn sich bei dieser neuen und erweiterten Arbeit die Verstorbenen am Ende der Verbindung von ihren Angehörigen oder Freunden (den Klienten eben) wieder verabschieden, offenbaren Erikas Mimik und ein körperliches Zittern, ein leichtes Vibrieren, dass der Kanal zu den Verstorbenen wieder geschlossen wird. Der Seelenanteil, der abseits stand und offenbar nichts von der Kommunikation mitbekommen hat, kann sich wieder in Erika einfinden. Er rückt sich dann im Körper des Mediums regelrecht zurecht und richtet Worte an mich wie: »… ja, und wo waren wir stehen geblieben?« Und ich darf die Seelenführung dann weiter und zu Ende begleiten.

Man kann dieses Geschehen und den außergewöhnlichen Vorgang in Erika eigentlich gar nicht beschreiben, man muss beides erleben, um alles wirklich zu begreifen und letztlich verinnerlichen zu können. Für mich ist es jedenfalls immer wieder ein Wunder!

Wie erfreulich und schön sich solche Kontakte gestalten können, wenn die Voraussetzungen stimmen, zeigt folgendes Beispiel aus jüngster Zeit:

Der Mann einer Bekannten namens Luise war bereits vor einigen Jahren gestorben. Bei der Sitzung nun, die Luise und ihre Freundin Sandra, die sie begleitete, gespannt und vom Herzen her offen und sehnsüchtig erwarteten, meldete sich sehr schnell der Ehemann Günther.

»Er steht da in Knickerbockern aus Cord, trägt ein kariertes Hemd und zupft an seinen breiten Hosenträgern …«

Wir lachten, weil wir durch diese Beschreibung Günther sofort erkannten. Luise aber brachte – natürlich neben ihrer Freude über Günthers Erscheinen – nur die Worte »Oh, nee, ne?!« heraus und erklärte uns nachher, dass ihr Mann sich doch nun für diesen Anlass wirklich besser hätte anziehen können und sich nicht *so* hätte zeigen müssen, das war ihr peinlich. Aber dem Ehemann eben nicht, es war halt seine Lieblingskluft!

Begeistert erzählte Günther uns dann über Erika von der Aufgabe, die er »oben« übernommen hat: »Mir geht es sehr gut, ich bin hier mit mehreren Männern zusammen, die alle Freude am Arbeiten mit Holz haben … Wir stellen Flöße, Boote und Brücken her und helfen damit den Seelen, die an das andere Ufer, ins Jenseits gelangen möchten, hinüberzukommen.«

Eine schöne Aufgabe, wie wir fanden.

Und bevor er sich von seiner Frau wieder verabschiedete, übermittelte er noch durch Erika: »Du brauchst nicht eifersüchtig zu sein, Luise. Ich bin hier nur mit Männern zusammen. Weit und breit sind keine Frauen zu sehen …«

»Ich bin nicht eifersüchtig!«, empörte sich Luise. Wir lachten, und ich konnte mir die Bemerkung nicht verkneifen: »Aber du warst es immer, und dein Mann, der ja schon zu seinen Lebzeiten viel Humor hatte, trifft damit ganz sicher einen wunden Punkt, der in eurem gemeinsamen Leben offensichtlich eine Rolle gespielt hat …«

»Ja, schon«, Luise wurde ein wenig verlegen, »aber doch heute nicht mehr … du fehlst mir so, Günther!« Tränen kullerten ihr über die Wangen.

»Sei nicht traurig«, tröstete dieser seine Frau, »ich bin doch immer um dich, und wenn du Sorgen und Kummer hast, dann frag mich um Rat, sprich mit mir! Ich werde von hier aus versuchen, dir immer Hinweise und Hilfen zukommen zu lassen. Hab Vertrauen, Luise.« Und beim Abschied zupfte er – grinsend – noch einmal an seinen Hosenträgern …

Wir bedankten uns bei Günther für sein Kommen und wünschten ihm für sein Wirken in der geistigen Welt weiterhin Freude und Erfüllung.

Alles war gut, und sowohl Luise als auch wir »Zuschauer« hatten wieder einmal mehr begriffen, dass zwar der Körper eines geliebten Menschen zerfällt, seine Seele aber, der göttliche Anteil in ihm, sich nach dem Tod weiterentwickelt und – wie in diesem Fall – seine neue Bestimmung finden kann.

Bewusstseinserweiterung erfahren

Körper, Geist und Seele bilden im Menschen eine Einheit. Jede Veränderung in einem dieser Bereiche zieht Konsequenzen auf den beiden anderen Ebenen nach sich. Dennoch kommt der Seele eine besondere Bedeutung zu, da sie – im Gegensatz zu den vergänglichen Elementen von Körper und Geist – nicht sterblich, sondern ewig ist: Die Seele ist der Materie übergeordnet. Sie ist nichtstoffliche Energie, die niemals zerfällt, nicht vernichtet werden kann und nie vergeht. Diese der Seele eigene Energie ist das Bewusstsein, das in unserem gesamten Körper verbreitet ist, also in jeder Zelle wirkt und uns außerdem – aufgrund des Phänomens der Schwingung im gesamten Universum – mit dem Bewusstsein aller anderen Lebewesen verbindet.

Der Schweizer Psychoanalytiker C. G. Jung (1875 bis 1961) bezeichnet die Seele als »das größte aller kosmischen Wunder«.

Jeder neue Umgang mit einer Sache – ob auf körperliche oder geistige Weise – bedarf vorher eines Impulses der Seele und führt zu einer Entwicklung, einer Veränderung des Bewusstseins und möglicherweise auch einer Bewusstseinserweiterung.

So ist die Seele individuelle Lebensquelle im Leib eines jeden: Körper und Geist dienen ihr sozusagen als »Betätigungsfeld«. Alle Erfahrungen, die ein Mensch macht, also auch diejenigen mit oder durch Reinkarnations- und Seelenführungsarbeit, erweitern sein Bewusstsein, seinen Horizont und können Auswirkungen auf seinen Körper und seine Seele haben.

Wenn ich mir die wichtigsten Aspekte unserer Seelenführungsarbeit vergegenwärtige, bin ich immer wieder erstaunt über die Vielfältigkeit und Vielschichtigkeit dieser ganz besonderen spirituellen und medialen Arbeit mit Erika:

– Wir erkennen, schon einmal gelebt zu haben.

– Wir erkennen und erleben, dass es den Tod nicht gibt, dass unsere Seele weiterlebt.

– Wir hören, dass beim Sterben und im Tod niemand allein ist, sondern stets Engel oder Lichtwesen an unserer Seite sind.

– Wir können miterleben, dass das Lösen der Seele vom Körper nicht wehtut, im Gegenteil: Es stellen sich Gefühle von Freiheit und Leichtigkeit ein.

– Im Jenseits werden wir von bereits verstorbenen Familienangehörigen und/oder Freunden und von Engeln erwartet und begrüßt.

– Wir dürfen erkennen, dass im Himmel ein lichtvoller Weg auf uns wartet, selbst für die unter uns, die zunächst durch eine dunklere Zone gehen müssen – aufgrund welcher Gedanken, Worte und Taten auch immer.

– Der Weg im Himmel ist Heilung: Die Seele spürt Wärme, Licht, Angenommensein, Geborgenheit und Gottes allumfassende Liebe.

– Die Heilung geschieht auf allen Ebenen, und wir erhalten noch zusätzlich hilfreiche Hinweise zur Linderung körperlicher und seelischer Beschwerden im derzeitigen Leben.

– Wir erlangen wichtige Erkenntnisse über die Farben und die Strahlkraft unserer Aura.

– Der Himmel antwortet uns – so es erlaubt ist – auf drängende Fragen bezüglich unseres jetzigen Lebens.

– Eventuell meldet sich ein lieber Verstorbener (oder mehrere), schenkt uns Trost oder hat eine Botschaft für uns.

– Wir erhalten die Chance, das Staunen neu zu lernen, wir werden dankbarer und lernen Demut und Achtsamkeit ob der außergewöhnlichen und zugleich wunder-vollen Arbeit Erikas und der Mithilfe des unermüdlich tätigen »Personals« Gottes.

Alle diese Erkenntnisse und Erfahrungen während und vor allem auch nach einer Seelenführung lassen manchen Menschen spirituell wachsen, ihn auf eine höhere Bewusstseinsstufe gelangen und ermöglichen ihm so eine wirkliche, im realen Leben spür- und erlebbare Veränderung und Wandlung aus der Tiefe der Seele heraus.

»Richtet euch nicht nach dieser Welt, sondern wandelt euch durch die Erneuerung eueres Bewusstseins ...«
RÖMER 12,2

Nach einem guten und erfolgreichen Verlauf einer Rück- und Seelenführung mit Erika geben jedoch viele Menschen die sich anschließende notwendige eigene Arbeit an sich selbst zu schnell auf, weil sie meinen, das erhoffte Resultat solcher Arbeit durch und über ein Medium lasse zu lange auf sich warten. Dabei weist das, was sie während der Arbeit mit Erika empfangen haben, keine Mängel auf, und auch die vielen verschiedenen empfohlenen Maßnahmen sind nicht wirkungslos, nur müssen sie umgesetzt und fortgeführt werden!

Aber der Mensch ist oft – gerade auch in unserer hektischen Zeit – der eigenen Anstrengung schnell müde und lebt nach anfänglichem Bemühen bald wieder in der Illusion, es gäbe ein Mittel (Medium!) oder ein Verfahren, um alle seine Schwierigkeiten schnell zu lösen und zu überwinden. Doch sollte und muss jeder ständig an sich arbeiten, um Erfolg zu haben und sich wohler zu fühlen.

Wenn deshalb jemand Ihnen, lieber Leser, gegenüber behauptet, er könne Ihnen Geheimnisse verraten, die Sie in kurzer Zeit verwandeln und die Schwierigkeiten Ihres Lebens schnell zum Verschwinden bringen, der ist ein Scharlatan!

Also passen Sie auf, an wen Sie geraten!

Alles hat und braucht seine Zeit.

Was plötzlich geschehen kann, ist einzig die spontane Enthüllung einer Wahrheit, die man begreift, oder das sichere Gespür für eine neu einzuschlagende Richtung im Leben, aber dann muss der Mensch wieder an sich arbeiten und arbeiten …

Das spirituelle Wachstum ist ein Unterfangen ohne Ende, doch es lohnt sich in jedem Fall. Dies kann ich jedem von Ihnen aus tiefstem Herzen, mit voller Überzeugung und aufgrund meiner eigenen Erfahrungen versprechen!

Jenseitswelt

Der Begriff »Jenseits« bezeichnet den Bereich des »Übernatürlichen«. Dieser entzieht sich dem unmittelbaren Zugang durch unsere fünf Sinne, er bleibt ein Geheimnis. Allein durch den sogenannten sechsten Sinn, das dritte Auge oder andere »außersinnliche« Techniken scheint es möglich, mit dem Jenseitsbereich zu kommunizieren.

Im christlichen Sinn versteht man unter Jenseits das Leben nach dem Tod im Gegensatz zum Diesseits, unserem irdischen Leben.

Nahtoderfahrungen

Seit der Verbreitung der Arbeiten unter anderem von Elisabeth Kübler-Ross und Raymond A. Moody wird das Thema *Nahtoderlebnis* in der Öffentlichkeit immer häufiger angesprochen und diskutiert. Man schätzt, dass es allein in Deutschland drei bis vier Millionen Menschen gibt, die eine sogenannte Nahtoderfahrung gemacht haben, sei es im Koma, bei einer schweren Operation, nach einem Unfall oder in einer anderen Grenzsituation des Lebens.

Zu den am häufigsten genannten Merkmalen solcher Erlebnisse gehören:

– Ein Schwebezustand, wobei der betreffende Mensch seinen leiblichen Körper und das, was mit ihm geschieht, von oben sehen und beobachten kann.

– Das Hineinschweben in einen Tunnel, an dessen Ende ein mehr oder weniger großes Licht erscheint, von dem der Mensch sich angezogen fühlt.

– Glücks- und Freiheitsgefühle, manchmal auch die wohltuende Erfahrung von Geborgenheit und Angenommensein.

– Begegnungen mit bereits verstorbenen Familienangehörigen oder Freunden, nicht selten auch mit Lichtwesen, wobei es zu einer Art telepathischer Kommunikation kommen kann.

– Ein Lebensfilm, der vor dem geistigen Auge abläuft, und dessen Inhalt von dem Betreffenden ehrlich und selbstkritisch bewertet wird.

– Oftmals eine große Enttäuschung, wenn dem Menschen klar wird, dass er ins irdische Leben zurückkehren muss.

– Bei den meisten Menschen verändert sich nach einem Nahtoderlebnis ihre Einstellung zum Leben, und sie gehen künftig viel bewusster und behutsamer damit um. Außerdem haben sie weniger beziehungsweise gar keine Angst mehr vor dem Tod.

Obwohl es scheint, als verliefen alle Todesnäheerlebnisse ähnlich, kann man doch sehr individuelle Züge feststellen: Jeder Mensch erlebt die Nähe des Todes auf seine ihm eigene Weise. Ärzte und Soziologen haben außerdem herausgefunden, dass die Bilder und Sprache, mit denen Menschen von einer erlebten Nahtoderfahrung und einem Blick ins Jenseits berichten, je nach Land und Kultur unterschiedlich ausfallen; eine Feststellung, die auch wir bei der Beschreibung der Wege im Jenseits während einer Seelenführung durch Erika immer wieder machen.

Wege im Jenseits

Nun muss nicht jeder erst eine Nahtoderfahrung durchgemacht haben, um das Jenseitserlebnis kennenzulernen. Aufgrund der medialen Fähigkeiten von Erika erfahren wir bei einer Seelenführung sehr viel und nicht minder ergreifend von dem, was uns im Himmel, in der anderen Dimension erwartet.

Den Zeitpunkt, an dem sich eine Seele von ihrem Körper löst, nennen wir Tod. Wir hören bei unserer Arbeit an dieser Stelle von verschiedenen Möglichkeiten, den Körper zu verlassen:

Bei einem plötzlichen Tod kann es vorkommen, dass der Mensch zunächst gar nicht bemerkt und erkennt, dass er seinen Körper verlassen hat; dennoch stellt sich bei ihm sofort das angenehme Gefühl einer großen Leichtigkeit ein.

»Der Tod ist ganz einfach das Heraustreten aus dem physischen Körper, und zwar in gleicher Weise, wie ein Schmetterling aus seinem Kokon heraustritt.«
ELISABETH KÜBLER-ROSS

Wenn der Prozess des Sterbens länger dauert, berühren die anwesenden Engel, so berichten die Seelen, den Sterbenden körperlich. Je nachdem an welcher Stelle die himmlischen Wesen über den Körper streichen, geht die Seele dann entweder aus dem *Kopf*, dem *Herzen*, dem *Nabel*, bei weiblichen Wesen manchmal aus der *Scheide* oder – was seltener vorkommt – auch über die *Füße* heraus.

Die menschliche Seele blickt auf ihren zurückgelassenen toten Körper zurück, und nicht wenige Wesen nehmen sich die Zeit, sich von ihm zu verabschieden; sie bedanken sich bei ihm dafür, dass er ihnen für die jeweilige Lebensspanne sozusagen als Wohnung zur Verfügung gestanden hat.

Die Seelen, die zu Lebzeiten keinen rechten Abschied von Angehörigen oder Freunden haben nehmen können, suchen in ihrem feinstofflichen Körper die ihnen liebsten Menschen auf und versuchen, sich bemerkbar zu machen und Lebewohl zu sagen.

Bei Todesfällen durch Einwirkung anderer (beispielsweise bei Mord) verfolgen die Seelen ihre Peiniger zwar noch eine Weile, die meisten jedoch lassen von ihren Aggressionen ab, können sogar vergeben und loslassen; andere wiederum mögen sich mit einem solchen Trauma nicht weiter auseinandersetzen, sie verdrängen es und wollen von der Stätte des unangenehmen Geschehens möglichst schnell verschwinden.

Wenn die Seelen dann ihrem »alten« Leben den Rücken gekehrt haben und sich zum Licht hin orientieren, werden ihnen von den Engeln, die sie begleiten, folgende Möglichkeiten der »Beförderung« in die andere Dimension angeboten: Mal erscheint eine große Lichtkugel, in die sich die Seele mit ihren himmlischen Helfern begibt, ein anderes Mal eine Lichtsäule oder eine Leuchtspirale, von der sie umschlossen wird, und wieder ein anderes Mal sieht die Seele vor sich eine große Himmelsleiter, auf deren Stufen sie sich niederlassen kann und die dann – ohne ihr Zutun – hinaufgezogen wird. Stets wird davon berichtet, dass die anwesenden Engel den Seelen ein außerordentlich starkes Gefühl von Geborgenheit und Schutz vermitteln, ehe die himmlischen Fahrzeuge – manchmal langsam und sanft, ein anderes Mal sausend, in Lichtgeschwindigkeit – dem Himmel als der Jenseitswelt zustreben.

Spätestens an dieser Stelle werden viele Leser ihre Zweifel haben an diesen Schilderungen, und manchem geduldigen Leser wird es gar zu bunt, wenn der Weg ins Jenseits in so konkreten Bildern dargestellt und zudem ziemlich einfach erzählt und gedeutet wird. Ist das nicht alles nur Fantasie?

Eine Erklärung des schwedischen Sehers Emanuel Swedenborg (1688–1772) dafür ist, dass die jenseitige Welt bis in kleinste Einzelheiten hinein nichts anderes ist als eine Entsprechung der diesseitigen Welt, wobei der Himmel das *Urbild* ist und wir auf der Erde nur das *Abbild* vorfinden.

Die Beschreibungen, die uns durch Erika übermittelt werden, fallen einfach und klar aus und sind deshalb für jeden Menschen verständlich, unabhängig davon, wie intelligent er ist; sie sind gleichnishaft und gerade aufgrund ihrer Bilder und Symbole ein-sichtig. Die Landschaften, Häuser, Städte, Gärten, Pflanzen, Tiere und Gegenstände sind allerdings nicht für jede Seele gleichermaßen sichtbar und erkennbar: Denn das, was die jeweilige Seele in ihrem Umfeld wahrnimmt, stimmt mit ihrem inneren Zustand überein, der alle Erinnerungen und Gefühle speichert. Es ist ähnlich wie beim Betrachten eines Gemäldes: Dieselben Gesichter, Landschaften oder auch Farben spiegeln sich im Auge eines jeden Betrachters anders.

Die meisten Seelen gelangen nach der »Himmelfahrt« an ein großes Tor, das Himmelstor, das durch besondere Farben und mit unterschiedlichsten Verzierungen versehen – wiederum dem Entwicklungsstand der jeweiligen Seele gemäß – »zur Freude« gestaltet ist. Dieses Tor ist oft schon geöffnet, was bedeutet, dass die Seele bereits erwartet wird. Manchmal aber ist das Tor verschlossen, und ein sehr altes Wesen bedeutet dem Neuankömmling, »zu früh« gekommen zu sein.

Meist weiß die Seele von selbst, dass sie vielleicht während einer Krankheit nicht ausreichend gekämpft hat, dass sie generell in Situationen immer viel zu früh aufgibt, oder dass sie mit der Einstellung »ich lass alles laufen, das wird sich schon von allein regeln« noch nicht gelernt hat, einen Standpunkt zu beziehen, um sich im Leben zurechtzufinden. Durch die eigenen Erkenntnisse oder die Hinweise des alten Wesens wird letztlich doch jeder Seele der Zugang zum Himmel ermöglicht!

Nachdem sie den Himmel betreten hat, zeigt die Seele sich oftmals erstaunt, aber immer auch erfreut über die Begrüßung dort: Viele bereits verstorbene Familienangehörige oder Freunde und auch Seelen, mit denen man in verschiedenen vergangenen Leben zusammen war, empfangen einen, man freut und umarmt sich, Gefühle werden ausgetauscht, ohne zu sprechen, »von Herz zu Herz«. Alles geht in der geistigen Welt gedanklich, also telepathisch vonstatten.

Natürlich fragen wir an dieser Stelle oftmals nach der Existenz einer Hölle oder des für viele Menschen Angst einflößenden Fegefeuers. Und jedes Mal erhalten wir die Antwort »Nein«, und dann wird uns erklärt, dass es eine dunkle Ebene gibt, auf der sich unglückliche, aufdringliche und aggressive Seelen und niedere Wesen aufhalten und die vielleicht als Hölle gesehen werden kann: Dort sind nämlich alle die vereint, die in ihren Gedanken, Worten und Taten schon auf der Erde Energien aus Hass, Neid und Eifersucht ausgesendet haben und damit sich selbst sowie ihre Umgebung negativ beeinflussten. Doch sobald diese Seelen von Herzen wirklich um Hilfe bitten, wird sie auch ihnen gewährt; es erscheinen dann lichte Wesen, die den verirrten Seelen aufhelfen und ihnen Hinweise für das geistige Wachstum geben. (Je nach der *Einsichtsfähigkeit* des Einzelnen kann diese Phase kurz sein oder aber auch sehr, sehr lange dauern – ähnlich wie im irdischen Leben auch!)

Von der geistigen Welt oder gar von Gott wird niemand bestraft, verurteilt oder ist auf ewig verdammt. Eine jede Seele hat die Chance, emporgehoben und gerettet zu werden, wenn sie um Hilfe bittet und gewillt ist, zu lernen und spirituell zu wachsen. Was das Fegefeuer betrifft, so wird es uns oft als ein »Brennen in der Seele« (Gewissensbisse?) beschrieben. Offenbar muss der Mensch eine im Diesseits gelebte Finsternis erst einmal besiegen, um das Licht im Jenseits begreifen, annehmen und schätzen zu können. Vom Verbrennen, das heißt vom Vernichten einer Seele ist niemals die Rede, immer nur von der Kraft der Reinigung und Heilung durch das Feuer der Liebe.

Manchmal finden sich einige Seelen unmittelbar nach ihrer Ankunft in einem großen Berg oder in einem Tunnel wieder, wo rechts und links neben ihrem Weg dunkle, klebrige Gestalten und Wesen jammern und um Hilfe schreien. Die begleitenden Engel aber helfen den Seelen, ihren Weg geradeaus zu finden und weisen – wenn es die verängstigte Seele im ersten Moment nicht selbst wahrnimmt – auf das Licht, das sich ganz am Ende der Dunkelheit zeigt und immer größer und leuchtender wird und die Seele regelrecht anzieht, je näher sie ihm kommt.

Ist das Licht schließlich erreicht, so weitet sich die Öffnung, und die Seele begibt sich durch diese ihr gebotene Lichtung – die Seelen vergleichen diesen Vorgang und das Erleben dabei oft mit einer Geburt – hinein in die andere Wirklichkeit, die Jenseitswelt.

Im folgenden Text eines unbekannten Verfassers aus Amerika wird die Parallelität der Situationen von Geburt und Tod gleichermaßen ernst und humorvoll geschildert:

Leben »danach«

Es geschah, dass in einem Schoß Zwillingsbrüder empfangen wurden. Die Wochen vergingen und die Knaben wuchsen heran. In dem Maße, wie ihr Bewusstsein wuchs, stieg auch ihre Freude: »Sag, ist es nicht großartig, dass wir empfangen wurden? Ist es nicht wunderbar, dass wir leben?«

Die Zwillinge begannen ihre Welt zu entdecken. Als sie aber die Schnur fanden, die sie mit ihrer Mutter verband und die ihnen die Nahrung gab, da sangen sie vor Freude: »Wie groß ist die Liebe unserer Mutter, dass sie ihr eigenes Leben mit uns teilt!«

Als aber die Wochen vergingen und schließlich zu Monaten wurden, merkten sie plötzlich, wie sehr sie sich verändert hatten. »Was soll das bedeuten?«, fragte der eine. »Das heißt«, antwortete der andere, »dass unser Aufenthalt in dieser Welt bald seinem Ende zugeht.« »Aber ... ich will gar nicht gehen«, erwiderte der eine, »ich möchte für immer hier bleiben.«

»Wir haben keine andere Wahl!«, entgegnete der andere. »Aber vielleicht gibt es ja ein Leben nach der Geburt.«

»Wie könnte dies sein?«, fragte der Erste. »Wir werden unsere Lebensschnur verlieren, und wie sollten wir

ohne sie leben können? ... Und außerdem haben andere vor uns diesen Schoß hier verlassen, und niemand von ihnen ist zurückgekommen und hat uns gesagt, dass es ein Leben nach der Geburt gibt. Nein, die Geburt ist das Ende!«

So fiel der eine von ihnen in tiefen Kummer und sagte: »Wenn die Empfängnis mit der Geburt endet, welchen Sinn hat dann das Leben im Schoß? Es ist sinnlos. Womöglich gibt es gar keine Mutter hinter allem.«

»Aber sie muss doch existieren«, protestierte der andere, »wie sollten wir sonst hierhergekommen sein? Und wie könnten wir am Leben bleiben?«

»Hast du je unsere Mutter gesehen?«, fragte der eine. »Womöglich lebt sie nur in unserer Vorstellung. Wir haben sie uns erdacht, weil wir dadurch unser Leben besser verstehen können.«

Und so waren die letzten Tage im Schoß der Mutter erfüllt mit vielen Fragen und großer Angst. Schließlich kam der Moment der Geburt.

Als die Zwillinge ihre Welt verlassen hatten, öffneten sie ihre Augen. Sie schrien ... Was sie sahen, übertraf ihre kühnsten Träume!

Ganzheitliche Heilung

Im Folgenden gebe ich den Inhalt einer besonders anrührenden Seelenführung eines kleinen Mädchens wieder, dessen Seele aber ganz sicher schon sehr, sehr alt und weise ist, und die uns lehren und dazu anhalten kann, mehr mit unserem Herzen zu sehen.

Hallo,
ich heiße Betty … und bin neun Jahre alt. Ich wohne mit meiner Mutter und meinen drei Schwestern in einem kleinen Dorf in der Nähe von Leeds in England.

Eigentlich sind wir eine glückliche Familie, aber seit Vater uns kurz nach meiner Geburt verlassen hat, sind wir nicht mehr so glücklich, vor allem Mama nicht. Ich glaube, das hat mit mir zu tun; ich bin nämlich ein Kind mit *Downsyndrom*.

Weißt du, was das ist?

In meinem Körper ist ein Teilchen zu viel, sagt Mama, deshalb kann ich nicht so gut sprechen wie andere Kinder, manchmal stottere ich auch. Außerdem muss ich eine Brille tragen, kann nicht so gut turnen wie meine Schwestern, und ich bin auch nicht so klug wie sie, wenn du weißt, was ich meine.

Komisch ist nur: Ich habe ein Chromosom (so nennt man das kleine Teilchen) *mehr* als andere Menschen in meinem Körper und kann trotzdem *weniger* als die meisten. Deshalb besuche ich eine Sonderschule. Dort gefällt es mir gut … weil meine Lehrerin nämlich auch sehr nett zu mir ist.

Am liebsten singe ich und drücke gern auf den Tasten unseres Klaviers herum, aber meine Schwestern mögen das nicht hören, und wenn ich singe, dann lachen sie und rufen: »Schaltet doch bloß diese

Heulboje aus!« Über dieses lustige Wort muss ich immer doll lachen, immer mehr und immer doller, bis ich keine Luft mehr bekomme; am Ende werfe ich mich auf den Boden und gluckse atemlos. Meistens kommt Mama herein, schimpft mit uns und sagt zu meinen Schwestern: »Ach Kinder, macht sie doch nicht noch verrückter, ihr wisst doch, wie sie ist.«

Ja … wie bin ich denn?

Ich suche nach einer Antwort: An einem See in der Nähe unseres Hauses sitze ich dann oft auf einem großen Stein, »meinem Felsen«, lasse die Füße ins Wasser baumeln und schaue in den Himmel. Kleine, weiße Wolken ziehen dahin, verschiedene Vögel segeln schwungvoll über den See und ich rufe ihnen zu: »Wie bin ich denn? Sagt mir doch bitte, wie ich bin!«

Und eines Nachmittags haben sie mir wirklich geantwortet.

Ein ganz kleiner Vogel flog plötzlich etwas tiefer, dicht an mir vorbei und piepste: »Du bist freundlich!« In der nächsten Kurve rief er: »Du bist fröhlich!« Ein anderer Vogel rief mir zu: »Du bist lieb … und liebenswert!«, ein weiterer: »Du bist besonders!«, »Du bist einzigartig!« …

Ich war wie betäubt von all den wunderbaren Antworten, mein Herz hüpfte, ich zog mich vor lauter Freude splitterfasernackt aus und sprang in das erfrischende Wasser des Sees, ich lachte und jubelte, tauchte unter, kam wieder hoch, spürte die Sonne auf meinem Körper, kuschelte mich richtig in das Wasser hinein … aber plötzlich – oje! – hatte ich keinen Grund mehr unter meinen Füßen. »Ich kann doch gar nicht schwimmen«, schoss es mir durch den Kopf, da aber schluckte ich schon massenweise Wasser, ich hustete, sank noch tiefer ins Wasser, strampelte, weinte jetzt, verschluckte mich, bekam keine Luft mehr … keine Luft … konnte nicht mehr atmen, atmete nicht mehr … Stille …

Und auf einmal öffnete sich vorsichtig die Stelle, an der mein Herz sitzt, und ich flog aus meinem leblosen Körper heraus. Ich, meine Seele, mein Seelenkörper, stand jetzt am Ufer – und ich war heil, hatte keine Schmerzen, keine Luftnot mehr, mir ging es so gut wie lange nicht. Dann aber sah ich ihn: Meinen toten Körper, er schwamm ganz verlassen im See. Dort konnte ich ihn doch nicht liegen lassen! Ich wollte unbedingt, dass man ihn findet. Dass ich jetzt *tot* war, wie man so sagt, fand ich überhaupt nicht schlimm, mir ging es ja gut, aber mein Körper, der tat mir so leid …

Da sah ich plötzlich vor mir einen Mann in Begleitung eines großen Engels. Der Mann war mein Vater! Ich hatte ihn ja überhaupt nicht richtig gekannt, dennoch fühlte ich von meinem Herzen her, dass er es war, und es kam viel Liebe von ihm zu mir herüber. Also hatte es wohl doch nicht an mir gelegen, weshalb er damals die Familie verließ …

Auch er war offenbar – wie ich – inzwischen gestorben, denn er besaß einen Seelenkörper, ähnlich hell und durchsichtig wie der meine. Was war ihm wohl zugestoßen, dass er seinen Körper hatte verlassen müssen? Viele Gedanken und Fragen schwirrten mir durch den Kopf. Da flüsterte mir mein Vater beruhigend zu: »Alles ist gut, Betty, lass jetzt los, lass all deine Bedenken los und auch deinen Körper … Mutter und deine Schwestern werden ihn an einem besonders schönen Platz auf unserem Friedhof beerdigen lassen. Mach dir keine Sorgen.«

»Es ist Zeit zu gehen«, sagte nun auch der große Engel zu mir. Die Erwachsenen nennen ihn den Todesengel. (Für seinen Namen kann er ja nichts, und außerdem … wenn die Menschen wüssten, dass der Engel des Todes ein Wesen von unendlicher Güte und Liebe ist, ich glaube, sie würden ihm einen schöneren Namen geben.) Übrigens sind Todesengel immer anwesend, wenn Menschen sterben; sie holen uns ab, um uns den Übergang in den Himmel zu erleichtern. Ich will noch sagen: Sie sind besonders groß und besonders hell, machen einem aber kein bisschen Angst.

Der Engel und mein Vater nehmen mich in die Mitte, und auf einmal erkenne ich vor uns so etwas wie eine Leiter, ja, eine richtige Himmelsleiter ist da. Wir stellen uns darauf und – sst! – zieht uns die Leiter in Höchstgeschwindigkeit und zugleich äußerst sanft in den Himmel hinauf.

Dort ist ein großes Tor, das bereits weit offen ist. Von innen leuchtet und strahlt es so hell, dass ich im ersten Moment wie geblendet bin und gar nichts erkennen kann. Aber das Licht zieht mich hinein, ja, es saugt mich richtig an. Und jetzt bin ich angekommen!

Hunderte von Lichtwesen und Engeln stehen bereit, um mich zu begrüßen. Sie winken und lächeln mir zu. »Du bist eine von uns«, rufen sie freundlich, »komm zurück in deine Engelfamilie! Wir freuen uns sehr, dass du wieder da bist!«

Alle gemeinsam begeben wir uns nun auf einen großen Platz. Der ist wunderschön geschmückt mit Girlanden aus rosa Rosen. Fröhliche Musik erklingt, alle tanzen und singen, und ich bin sehr, sehr glücklich.

Nach einer ganzen Weile verstummt die Musik, mein Vater steht etwas abseits und übermittelt mir in Gedanken, dass er jetzt einen anderen Weg geht, wir uns aber wiedersehen werden … irgendwann … und dass ich meinen Weg nun allein gehen muss. Will ich ja auch! Ich fühle mich so mutig und kraftvoll und bewältige den neuen Weg durch Wiesen und Felder singend und lachend, und niemand ist da, der sich an meinem Lachen oder an meinem Gesang stört. Im Gegenteil: Ein kleiner Singvogel stimmt in meine Lieder ein und fliegt vor mir her, um mich zu führen, so scheint es mir.

Nach einiger Zeit wird am Ende des Weges auf einer Anhöhe eine wunderschöne kleine Kapelle sichtbar. Sie strahlt und leuchtet, und als ich näher komme, erkenne ich erst wirklich, *wie* schön sie ist: Um die Kapelle herum ranken sich – wie bei den Girlanden auf dem Festplatz! – rosa Rosen. Sie duften angenehm! Das Licht im Inneren der Kapelle zieht mich an, mit Licht kann ich jetzt schon richtig gut umgehen!

Ich steige die drei Treppenstufen zur Kapelle hinauf, trete ein (die Tür ist bereits geöffnet, anscheinend erwartet man mich) und bin überwältigt von der wunderschönen Musik, die hier drinnen erklingt. Solche Musik habe ich noch niemals gehört; auf der Erde gibt es so außergewöhnlich schöne Musik gar nicht, es muss besondere Himmelsmusik sein!

Ganz langsam gehe ich nach vorn. Dort steht eine kleine weiße Bank für nur eine Person. Vorsichtig setze ich mich darauf und warte. Was nun wohl geschieht? Nach einer Weile wird die Musik ganz, ganz leise und vor dem Altar erscheint ein herrliches bläuliches Licht. Es strahlt warm und liebevoll und tut mir unendlich gut. Auf einmal löst sich aus dem Licht eine Gestalt … eine Frauengestalt. Zuerst denke ich, es ist ein besonderer Engel, vielleicht ein Erzengel, aber dann sehe ich das Gesicht … es ist das Gesicht Marias!

Sie nähert sich mir, ich fühle mich ein wenig unbehaglich und schaue verlegen nach unten, sie aber berührt zärtlich mein Kinn und hebt mein Gesicht und wir schauen uns in die Augen … ich muss weinen, ich weiß nicht warum … Liebe, Wärme, Geborgenheit, Glück, alle diese Gefühle sind in mir und um mich, während wir uns so nahe sind.

Lange stehen wir uns gegenüber, dann hebt Maria ihre Hand über meinen Kopf und segnet mich. Sie legt noch je eine kleine blaue Kugel in meine Hände, ehe sie sich lächelnd langsam wieder in das Licht zurückzieht, aus dem sie gekommen ist … Ich bleibe auf der Bank sitzen, bin völlig überwältigt.

Nach einiger Zeit weiß ich, dass ich die Kapelle wieder verlassen sollte. Ich trete hinaus vor die Tür, atme tief, fühle mich stark, gesund und ganz heil!

Die Kugeln in meinen Händen haben sich aufgelöst und auf meinen Handflächen einen tiefblauen Schimmer hinterlassen. Was hat das zu bedeuten? Was soll ich damit tun?

Auf eine Antwort brauche ich nicht lange zu warten: Viele Menschen, kleine und große, kommen mir entgegen. Es sind alles Menschen mit Behinderungen; manche sitzen im Rollstuhl, einige sind blind, andere taubstumm, wieder andere sind geistig behindert, auch Kinder mit Downsyndrom sind darunter. Sie alle haben die Erinnerung an ihre geistige oder körperliche Besonderheit noch in ihrer Seele, sie sind nicht wirklich frei. Hier kann ich helfen!

Allein durch eine liebevolle Berührung werden manche schon gesund, einige nehme ich ganz fest in den Arm und tröste sie, andere streichele ich behutsam. Diejenigen, die ihre schlechten Erfahrungen mit den Mitmenschen aufgrund ihrer »Behinderungen« gar nicht aus dem Seelengedächtnis loslassen können, heile ich durch die Kraft, die mir Maria gab: Ich heile mit dem Herzen und mit meinen Händen in Liebe, und es wirkt Wunder!

Bald scheinen die Geistwesen erlöst zu sein von den belastenden Erinnerungen an die Krankheiten und Kränkungen, denn sie alle erscheinen jetzt schön, hell und klar und strahlen Freude, Gesundheit und auch Dankbarkeit aus. Sie haben erkannt, wie heilsam es ist, wenn wir die Liebe, von der wir leben, liebend an andere weitergeben.

Wenn auch ich diese Erkenntnis ganz und gar verinnerlicht und vielleicht noch vielen Seelen im Himmel auf die Sprünge geholfen habe, dann möchte ich eine Musikschule besuchen und Gesang studieren. Mit den Fähigkeiten, die ich mir dort aneignen und entwickeln werde, will ich eines Tages wieder auf die Erde zurückkehren, mir einen entsprechenden Körper aussuchen und noch einmal eine Lebensaufgabe übernehmen. Ich freue mich schon sehr darauf.

Nun aber grüße ich erst einmal alle großen und kleinen Menschen und Menschenseelen, die trotz ihrer Behinderung das Besondere in sich wahrnehmen und leben wollen.

Viel Glück auf eurem Weg wünscht euch
Betty

Die an Multipler Sklerose leidende Klientin, die diese Rück- und Seelenführung ihres Seelenanteils mit Namen Betty erleben durfte, war so glücklich und fühlte sich so beschenkt, dass sie auf alle Fragen, die sie an den Seelenteil hatte stellen wollen, verzichtete. Da gab es keine Frage mehr, alles war gesagt und alles war sehr gut.

Sie schloss Erika und mich liebevoll in die Arme und bedankte sich über uns bei Gott und den lichtvollen Helfern des Himmels für diese wunderbare Heilung ihres Seelenanteils.

Nachwort

Die Erlebnisse und Erfahrungen, die ich in meinem Buch beschrieben habe, machen nur einen kleinen Teil der Erkenntnisse aus, die wir in den vergangenen Jahren durch die Rück- und Seelenführungsarbeit über das Medium Erika gewonnen haben. Die Veröffentlichung der Ergebnisse bietet nun vielen Menschen die Möglichkeit, sich mit dem Thema »Leben, Tod und Wiedergeburt« ganz neu und ganz anders auseinanderzusetzen.

Ich möchte Sie, liebe Leserinnen und Leser, dazu *ermutigen*, das Berichtete zu hinterfragen und mit Ihren bisherigen Einstellungen zu vergleichen. Mögen Sie neugierig werden auf weitere Literatur und spirituelle sowie mediale Erlebnisse, bleiben Sie dabei aber stets wachsam und lassen Sie auch Zweifel zu. Vielleicht werden Ihr Herz und Ihr Verstand gleichermaßen berührt und es entsteht die für Sie richtige und stimmige Vorstellung von allem:

»Lebe jetzt die Fragen, vielleicht lebst du dann allmählich und eines fernen Tages in die Antworten hinein.«

RAINER MARIA RILKE

Was das Phänomen der Reinkarnation angeht, so bin ich mir durchaus bewusst, dass ich in meinem Buch anerkannte wissenschaftliche Vorstellungen infrage stelle und religiöse Werte unserer Zeit verletze. Die Reinkarnation für wahr zu erachten, ist keine bloße Meinung, aber auch keine Religion, kein Glaube und kein Aberglaube.

Der Züricher Germanist und Religionswissenschaftler Ronald Zürrer gelangt in dem philosophischen Dialog seiner Broschüre *Hinüberzugehen und wiederzukehren* zu dem Schluss, »dass die Seelenwanderung nichts anderes als ein Naturgesetz ist, das wie alle Naturgesetze unabhängig von Kultur und Glauben des Menschen Gültigkeit besitzt«.* Danach gehörte und gehört der Reinkarnationsgedanke bis heute zum universellen Wissen jeder menschlichen Kultur.

Ich möchte an dieser Stelle ausdrücklich betonen, dass ich mit meinem Buch weder eine Reinkarnations*lehre* begründen oder bestätigen will, noch »Irrlehren« verbreiten möchte, auch nicht missioniere und unsere Erfahrungen als *die* Erleuchtung ansehe, sondern ich hoffe nichts anderes als Sie, meine Leserinnen und Leser, zum *Staunen* zu bringen. Das Staunen nämlich ist eine Reaktion auf etwas, womit man nicht gerechnet hat, vielleicht auf etwas, das unsere festgefügte – manchmal auch festgefahrene – Sicht der Dinge infrage stellt.

Während der Rück- und Seelenführungsarbeit geschieht etwas, das uns selbst betrifft und in Bewegung

---

* Ronald Zürrer: *Hinüberzugehen und wiederzukehren*, Govinda, Jestetten 2000

setzt. Möglicherweise eröffnet sich ja eine ganz neue Dimension, und wir beginnen zu verstehen, dass es noch viel mehr gibt, als wir bisher anzunehmen bereit waren.

Auch möchte ich Sie *ermutigen*, gewisse verkrustete Strukturen in Kirche und Gesellschaft zu hinterfragen und aufzubrechen. Natürlich ist für viele Menschen das, was sie während einer Rück- und Seelenführungsarbeit über Erika erfahren und erleben, nicht identisch mit den Vorstellungen der christlichen Lehre und Tradition. Aber allein deswegen sind die Erkenntnisse und Erfahrungen nicht per se falsch, und den Kirchen und ihren Vertretern möchte ich ans Herz legen, sich der Be-Denken der Menschen anzunehmen und sich der möglichen Ein-Sichten durch die Rück- und Seelenführungsarbeit zu nähern, um den ihnen anvertrauten »Schafen« zu helfen und sie vielleicht dadurch etwas näher zu Gott zu führen.

Bücher über Jenseitsberichte, Gespräche mit Verstorbenen und auch unsere Seelenführungsarbeit erscheinen vielen Menschen wie eine neue spirituelle Orientierung und Sichtweise, die die Kirchen leider völlig unbeachtet lassen. Da manche Kirchenvertreter selbst Nahtoderfahrungen *feindselig* gegenüber stehen – wie uns immer wieder berichtet wird –, umso mehr müssen sie das ignorieren, was ich in meinen Buchern beschreibe, nämlich die Berichte und Aufzeichnungen von Seelenführungen über das Trance-Medium Erika. Wenn die christlichen Kirchen sich dem Gedanken der Reinkarnation öffnen würden – wir haben durchaus schon sehr erfreuliche und positive Erfahrungen in der Zusammenarbeit mit einigen Vertretern beider Konfessionen unserer christlichen Kirche gemacht! –, könnten wir gemeinsam uns und vielen unserer Mitmenschen helfen und sie in ihrem Glauben stärken.

Aber ich möchte auch *trösten*, und zwar die Klienten, die um einen verstorbenen Angehörigen, um Freunde, Bekannte oder auch ihnen fremde Menschen (die bei Katastrophen, Epidemien und Unfällen sterben) trauern. Ganz deutlich dürfen sie in unserer Arbeit erkennen, dass es den Tod nicht gibt, dass die Seelen weiterleben und sogar Kontakt zu uns suchen, dass dieser Kontakt auch gelingen kann, und sie erahnen die Möglichkeit eines neuen Lebens in einem anderen Körper, in einer künftigen Zeit und in einem anderen Leben.

Erfreuen möchte ich meine Leser mit der Beschreibung der lichtvollen Wege im Jenseits, der frohen Botschaften dort und des Aspekts der ganzheitlichen Heilung, der sich für uns in der anderen Wirklichkeit vollziehen kann.

»Solche wähle zu Begleitern auf des Lebens Bahn, die dein Herz und deinen Geist erweitern, dich ermutigen, erheitern, mit dir eilen himmelan.«

Mit diesem Spruch, den mir meine Mutter vor langer Zeit in mein Poesiealbum schrieb, schließt sich für mich der Kreis in diesem Buch, und ich möchte mich bei meinen Lesern und Leserinnen dafür bedanken, dass sie mich ein Stück auf diesem »Weg zum Himmel« begleitet haben.

Unser aller Leben ist im Fluss, und da bekanntlich Menschen, die zur Quelle gelangen möchten, mal mehr und mal weniger kraftvoll gegen den Strom schwimmen müssen, bleibt mir nur, Erika, mir selbst und allen Menschen, die unsere Arbeit beanspruchen und sich von dem Thema »Ich bin, ich war, ich werde« angesprochen fühlen, weiterhin Licht, Liebe, Mut und Kraft zu wünschen.

Bibliografie

CAROL BOWMAN: *Ich war einmal,* Heyne, München 2000
SYLVIA BROWNE: *Jenseitsleben,* Goldmann, München 2002
SYLVIA BROWNE: *Die Geisterwelt ist nicht verschlossen,* Goldmann, München 2000

THORWALD DETHLEFSEN: *Das Leben nach dem Leben,* Goldmann, München 1989
THORWALD DETHLEFSEN: *Das Erlebnis der Wiedergeburt,* Goldmann, München 1984

EDITH FIORE: *Besessenheit und Heilung,* Silberschnur, Güllesheim 2002 (Neuauflage)
ARTHUR FORD: *Bericht vom Leben nach dem Tode,* Knaur, München 1994

HEIKE GADE: *Bitte melde Dich!,* Ansata, München 2009

TRUTZ HARDO: *Reinkarnation aktuell,* Silberschnur, Güllesheim 2000
LOUISE L. HAY: *Heile deinen Körper,* Lüchow, Stuttgart 2007
LOUISE L. HAY: *Gesundheit für Körper und Seele,* Heyne, München 2004

BERNARD JAKOBY: *Auch du lebst ewig,* Langen Müller, München 2000

BERNARD JAKOBY: *Wir sterben nie,* Nymphenburger, München 2007

BERNARD JAKOBY: *Das Leben danach,* Langen Müller, München 2001

ALLAN KARDEC: *Das Buch der Medien,* Schirner, Darmstadt 2004

ALLAN KARDEC: *Das Buch der Geister,* Schirner, Darmstadt 2004

ALEXA KRIELE: *Wie im Himmel – so auf Erden,* Falk, Seeon 1998

ELISABETH KÜBLER-ROSS: *Über den Tod und das Leben danach,* Silberschnur, Güllesheim 1989

WALTER VAN LAACK: *Nahtoderfahrungen – Vorhof zum Himmel oder bloß Hirngespinste?,* in: A. Serwaty und J. Nicolay (Hrsg.), *Nahtod und Transzendenz – eine Annäherung aus Wissenschaft und Erfahrung,* Santiago, Goch 2008

STEPHEN LEVINE: *Sein lassen. Heilung im Leben und im Sterben,* J. Kamphausen, Bielefeld 1997

SHIRLEY MACLAINE: *Zwischenleben,* Goldmann, München 1984

PAUL MEEK: *Der Himmel ist nur einen Schritt entfernt,* Thanner, München 2001

RAYMOND A. MOODY: *Leben nach dem Tod,* Rowohlt, Reinbek 2001

RAYMOND A. MOODY: *Das Licht von drüben,* Rowohlt, Reinbek 2004

MICHAEL NEWTON: *Die Reisen der Seele,* Astrodata, Zürich 2008

MICHAEL NEWTON: *Leben zwischen den Leben,* Astrodata, Zürich 2009

JOACHIM NICOLAY und ALOIS SERWATY: *Berichte und Gespräche mit Nahtoderfahrenen,* in: A. Serwaty und J. Nicolay (Hrsg.), *Nahtod und Transzendenz – eine Annäherung aus Wissenschaft und Erfahrung,* Santiago, Goch 2008

HINRICH OHLHAVER: *Die Toten leben,* Silberschnur, Güllesheim 1990

JAMES VAN PRAAGH: *Ihr seid nicht allein,* Ansata, München 2010

JAMES VAN PRAAGH: *Und der Himmel tat sich auf,* Goldmann, München 2000

JAMES VAN PRAAGH: *Geister sind unter uns,* Ansata, München 2008

JAMES VAN PRAAGH: *Jenseitswelten,* Goldmann, München 2002

SOGYAL RINPOCHE: *Das Tibetische Buch vom Leben und vom Sterben,* Fischer, Frankfurt 2004

REBECCA ROSING: *Die Einfachheit des Seins,* Kailash, München 2009

JEANNE RULAND: *Krafttiere begleiten dein Leben,* Schirner, Darmstadt 2004

ALOIS SERWATY und JOACHIM NICOLAY (Hrsg.): *Nahtod und Transzendenz – eine Annäherung aus Wissenschaft und Erfahrung,* Santiago, Goch 2008

JAN ERIK SIGDELL: *Rückführung in frühere Leben,* Ansata, München 2004

JESS STEARN: *Der schlafende Prophet,* Kailash, München 2006

IAN STEVENSON: *Reinkarnationsbeweise,* Aquamarin, Grafing 1999

EMANUEL SWEDENBORG: *Über das Leben nach dem Tode,* Swedenborg, Zürich 1994

BRIAN L. WEISS: *Die zahlreichen Leben der Seele,* Goldmann, München 2005

RONALD ZÜRRER: *Reinkarnation,* Govinda, Jestetten 2005

Der Tod muss nicht das Ende sein

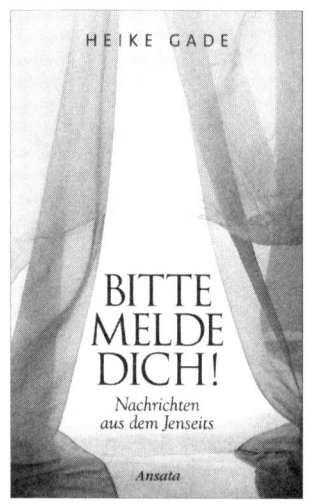

Heike Gade
Bitte melde dich!

Gebunden mit Schutzumschlag
192 Seiten
ISBN 978-3-7787-7361-1

Ansata